Programme du Ministère de l'Instruction publique

ÉLÉMENTS D'HYGIÈNE

PAR

E. VIGENAUD

DOCTEUR EN MÉDECINE
MÉDECIN AU 14me RÉGIMENT DE DRAGONS
CHEVALIER DE LA LÉGION D'HONNEUR

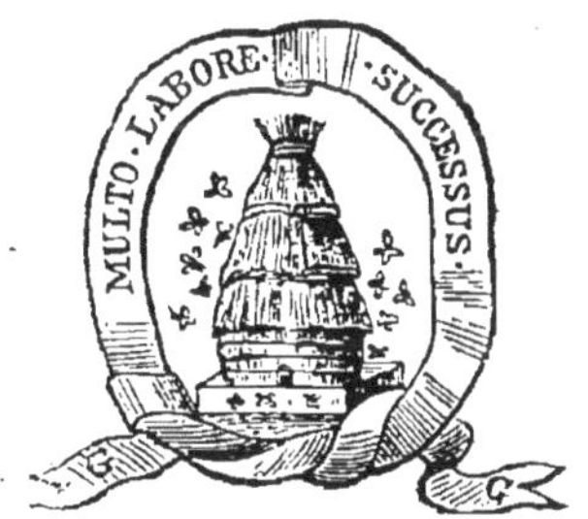

LIBRAIRIE CLASSIQUE & D'ÉDUCATION
DE
CH. DELAGRAVE & Cie, ÉDITEURS
ANCIENNE MAISON DEZOBRY ET MAGDELEINE
58, Rue des Écoles, à Paris

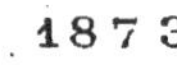

1873

ÉLÉMENTS D'HYGIÈNE

Programme du Ministère de l'Instruction publique

ÉLÉMENTS

D'HYGIÈNE

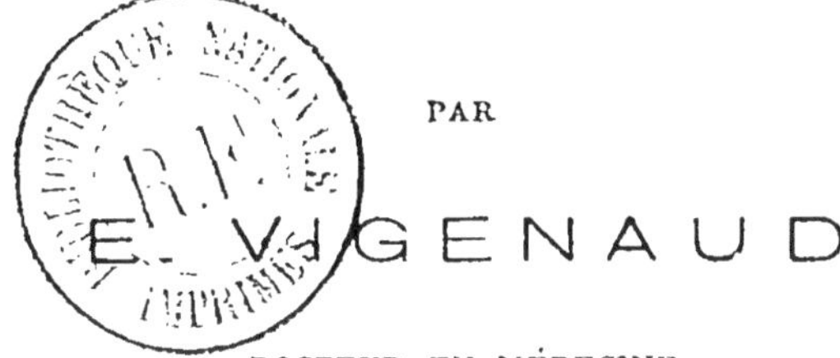

PAR

E. VIGENAUD

DOCTEUR EN MÉDECINE

MÉDECIN AU 14me RÉGIMENT DE DRAGONS

CHEVALIER DE LA LÉGION D'HONNEUR

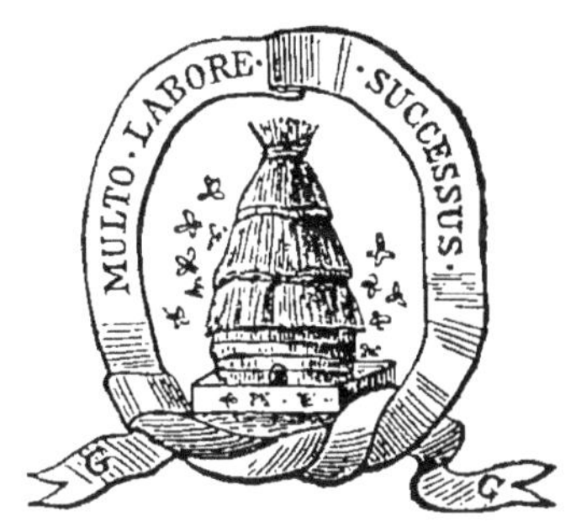

VALENCIENNES

IMPRIMERIE G. GIARD & SEULIN

1873

PRÉFACE

Je me suis efforcé dans cet opuscule de traiter, d'une façon succincte et précise, les questions d'hygiène contenues dans le programme proposé par l'Académie de Médecine et adopté par le Ministère de l'Instruction publique.

Je me suis abstenu avec soin de mots scientifiques, j'ai évité toute discussion oiseuse, pensant qu'il suffisait de donner aux élèves, sur les questions soumises à leur étude, l'opinion courante dans la science.

Je m'estimerai heureux, s'ils voient dans mon petit livre la nécessité des habitudes d'ordre et s'ils y puisent quelques notions propres à perfectionner leur développement physique, convaincu que leur éducation intellectuelle en profitera.

E. VIGENAUD.

Valenciennes, le 27 mars 1873.

Ire LEÇON

De l'hygiène. — Son but. — Ses moyens. — Des agents atmosphériques au point de vue de leur influence sur la santé (air, lumière, chaleur, électricité, sécheresse, humidité, vents). — Altérations principales de l'air.

HYGIÈNE. — L'hygiène est la science qui traite de la conservation et du perfectionnement de la santé.

La santé est un état général de l'organisme humain, dans lequel les fonctions s'exécutent avec facilité, harmonie, bien-être, sans fatigue et sans efforts.

La santé peut être modifiée, en bien comme en mal, par les différents agents qui influent sur notre être. Ces agents sont nombreux : les uns nous entourent, nous environnent, d'autres émanent de nous, de notre volonté. Les premiers, désignés sous le nom de modificateurs externes, sont : les agents atmosphériques, les habitations, les vêtements, les aliments. les boissons; les seconds ou modificateurs internes sont les exercices, les habitudes.

BUT. — Le but de l'hygiène est d'indiquer dans quelles conditions doivent s'opérer nos rapports avec les agents externes, quelles habitudes, quels exercices il convient d'adopter de préférence pour que l'entretien et l'amélioration de notre santé en résultent.

MOYENS. — L'étude des conditions dans lesquelles l'organisme souffre, languit, dans lesquelles éclatent les épidémies, les endémies, l'expérience des circonstances qui, au contraire, déterminent l'accroissement de la force, la prolongation de l'existence, enfin la notion exacte des besoins dont la satisfaction est nécessaire à la santé, forment un ensemble de connaissances qui sert de base aux prescriptions de l'hygiène. Ce sont aussi les moyens dont elle dispose pour arriver à ce but si noble et si élevé, du développement et du perfectionnement physiques de la race humaine.

Nous allons étudier successivement les divers modificateurs dans leur action sur l'homme.

Air atmosphérique

C'est dans l'atmosphère que l'homme puise la vie et la force : la présence autour de lui d'un air pur, abondamment renouvelé, rend facile et salutaire l'accomplissement d'une des plus importantes de ses fonctions. L'action de l'air, éminemment favorable à l'homme sain, l'est aussi à l'homme malade dans la majorité des cas. L'antique médecine qui confinait dans un espace restreint, où ils s'empoisonnaient eux-mêmes, les gens atteints de fièvre, est aujourd'hui reléguée dans le domaine de l'histoire.

L'air agit sur nous d'une façon variable, suivant différentes qualités qui, tour à tour, le rendent bienfaisant ou nuisible. Ces qualités sont : la pression plus ou moins considérable qu'il exerce sur nous, son état électrique, la lumière qui le traverse, sa température. son hygrométrie (c'est-à-dire son humidité ou sa sécheresse), son état de calme ou de mouvement, enfin et surtout sa pureté ou ses altérations.

Pression

L'atmosphère forme autour du globe une couche de

quinze à vingt lieues d'épaisseur. L'homme, placé au niveau du sol, supporte le poids d'une colonne d'air ayant pour hauteur la hauteur de l'atmosphère et pour base la surface de son corps : ce poids est estimé en moyenne à 15,000 kilogrammes.

Cette pression est sujette à de nombreuses variations :

1° Des variations régulières, diurnes, ayant lieu chaque matin et chaque soir ;

2° Des variations accidentelles dues aux changements de temps ;

3° Des variations qui dépendent de l'altitude du lieu où l'on observe : il est évident, en effet, que, placé sur le sommet d'une montagne, on aurait au-dessus de soi une colonne d'air moindre que si l'on se trouvait au fond d'une vallée.

Une pression habituelle, plus ou moins forte. n'agit pas d'une façon sensible sur l'homme dont les organes y sont accoutumés : les habitants des hauts plateaux de l'Amérique du Sud ne souffrent pas de la faiblesse de la pression qu'ils supportent.

De même les habitants des vallées profondes ne sont nullement influencés par l'excès de pression.

Diminution de pression. — Il n'en est plus ainsi quand le changement de pression a lieu brusquement, comme cela arrive par un temps d'orage, dans une ascension en ballon, ou quand on gravit une haute montagne. Dans le premier cas, où la pression diminue seulement de quelques millimètres, on éprouve un malaise général, un abattement profond ; mais ces symptômes disparaissent bientôt, quand l'orage passé, l'atmosphère revient à sa pesanteur normale. Dans le second cas la diminution de pression peut être très-considérable : Gay-Lussac, dans son ascension en ballon, est monté jusqu'à 7,000 mètres. Dans ces conditions, la tension des gaz qui se trouvent à l'intérieur de notre corps n'étant plus équilibrée par la pression extérieure, il en résulte un flux de dedans en dehors qui se traduit par des saignements de nez ; on ressent aussi de vives douleurs dans les oreilles, dues au refoulement en dehors de la membrane du tympan par l'air contenu dans l'oreille moyenne, dont la tension est plus forte que celle de l'air extérieur.

D'après Claude Bernard, la quantité d'oxygène contenue dans le sang et nécessaire à l'existence, diminue peu à peu, faute de contre-poids à son expansion et l'asphyxie pourrait survenir, si la pression était par trop amoindrie.

D'autre part, l'air devenant moins dense à mesure qu'on s'élève, il contient moins d'oxygène à volume égal et nécessite une activité plus grande de la respiration pour y suppléer : aussi voit-on sur les hautes montagnes la fonction respiratoire redoubler d'énergie. En outre la pression atmosphérique ne concourant plus à maintenir les diverses articulations du corps en contact immédiat, les muscles sont chargés de ce rôle, au prix d'un notable excès de fatigue : la marche, le moindre exercice demandent un effort pénible.

Altitude modérée. — A une altitude modérée telle qu'on l'observe sur nos collines, au flanc des montagnes, l'influence est salutaire : la respiration, la circulation sont plus actives, l'appétit plus vif, les digestions plus faciles, en un mot, l'air exerce une action tonique sur l'organisme. Les gens lymphatiques, à tissus pâles et mous, se trouveront bien de vivre à cette hauteur ; les maladies du cœur, des poumons, au contraire, s'y aggraveraient singulièrement.

Augmentation de pression. — L'augmentation de la pression atmosphérique s'observe peu dans des conditions naturelles, les vallées n'étant jamais assez profondes pour que l'excès de pression y soit bien sensible. Les mineurs qui travaillent à de grandes profondeurs, parfois plusieurs kilomètres, ne paraissent pas en souffrir. Mais quand l'augmentation est plus considérable, comme dans les cloches à plongeurs où l'air est fortement comprimé, il en résulte des inconvénients sérieux. Dans les mines de Douchy (Nord) on a fait travailler des ouvriers dans de l'air comprimé à 4 1/2 atmosphères; des maladies graves surviennent dans ces conditions : des congestions cérébrales, pulmonaires (1), des cas de mort subite même ont été observés. Ils sont attribuables à la transition subite de l'air du dehors à l'air comprimé et réciproquement. Cette remarque comporte le remède : la compression lente, progressive de l'air des cloches après l'entrée des ouvriers ; à la sortie le retour graduel à la pression extérieure, en soutirant peu à peu l'air comprimé, seront les plus simples et les meilleurs moyens de conjurer les accidents.

Lumière

La lumière dont nous entendons parler ici, est la lumière qui nous vient des astres, du soleil; elle est nécessaire au développement des organes, à l'entretien de la vie. W. Edwards a démontré son influence sur les animaux par une expérience ingénieuse : il plaça dans la Seine deux boites, percées de trous pour le passage de l'eau, l'une à parois transparentes, de façon à ce què son contenu fut accessible à la lumière, l'autre à parois opaques. Il mit douze têtards dans chaque boîte: la transformation en grenouilles s'opéra sur tous ceux enfermés dans la boîte en verre et sur deux seulement de la boîte obscure.

La lumière développe les vaisseaux capillaires de la peau, l'épaissit, en favorise les sécrétions et facilite l'absorption de l'oxygène par cette voie. Les hommes dont le corps est continuellement baigné par la lumière,

(1) On appelle congestion un afflux considérable de sang vers un organe ; congestion cérébrale signifie congestion du cerveau, pulmonaire, du poumon.

les Indiens, observés par Humboldt, sont mieux développés, ont les formes plus belles que les Européens. Chez nous les campagnards sont plus vigoureux, plus sanguins que les citadins.

DÉFAUT DE LUMIÈRE.— Les hommes que l'on séquestre dans un endroit sombre, les prisonniers, par exemple, deviennent promptement pâles et anémiques (1), leurs muscles s'atrophient (2), leur circulation sanguine est ralentie, leurs digestions se font mal, en un mot ils s'étiolent.

La même transformation s'observe sur les végétaux : c'est en les plaçant dans un endroit bas et humide, à l'abri des rayons lumineux, qu'on blanchit certains légumes.

Les modifications organiques, produites par le défaut de lumière, sont souvent observées dans les classes ouvrières dont les habitations sont petites, étroites, sombres, et présentent parfois des étages souterrains : les enfants nés, élevés dans ces conditions sont fréquemment lymphatiques, scrofuleux, rachitiques (3).

EXCÈS DE LUMIÈRE. — L'excès de lumière peut aussi amener des perturbations dans la santé ; c'est particulièrement l'appareil de la vision qui est lésé par une lumière trop éclatante : les soldats grecs que la réverbération du soleil sur la neige rendit aveugles dans la fameuse retraite des dix mille, en sont un mémorable

---

(1) L'anémie est la diminution des globules du sang.

(2) S'atrophier signifie diminuer de volume.

(3) Lymphatique s'entend d'un tempérament spécial, caractérisé par la pâleur, la langueur, la prédisposition aux écoulements d'yeux et d'oreilles. — Les scrofuleux sont les gens qui présentent l'engorgement des ganglions du cou, souvent suivi de suppurations de longue durée qui laissent des marques indélébiles, connues sous le nom d'écrouelles, d'humeurs froides. — Le rachitisme est une maladie du premier âge qui consiste dans le ramollissement et la déformation des os.

exemple. En Afrique de nombreuses ophtalmies proviennent de l'ardente lumière du soleil, reflétée par des maisons blanches, des sables jaunes.

Les règles hygiéniques, consistant d'une part dans l'établissement de maisons bien exposées, sans étages souterrains, à fenêtres larges et hautes, offrant un libre accès à la lumière et d'autre part dans l'adoption de coiffures protégeant efficacement les yeux contre le soleil, trouveront leur place naturelle aux articles : habitations et hygiène de la vue.

Chaleur

Les corps placés dans un milieu quelconque, tendent à se mettre en équilibre de température avec ce milieu. L'homme résiste à cette loi naturelle, en produisant lui-même et incessamment de la chaleur. Cette chaleur, résultat de la vie, est appelée chaleur animale.

Si nous étions réduits à lutter contre les influences atmosphériques, avec les seules ressources de notre chaleur animale, nous succomberions infailliblement; heureusement notre intelligence a créé des moyens accessoires : les habitations, les vêtements qui nous protégent contre la chaleur et contre le froid.

La température de l'homme est en moyenne de 37°. 50; elle ne peut ni s'élever, ni s'abaisser beaucoup sans entraîner la mort ; l'organisme humain a donc besoin d'une température sensiblement uniforme.

Cette uniformité, il la conserve au milieu des fluctuations atmosphériques les plus considérables, par sa fonction respiratoire, source constante de chaleur, qui lui permet de résister au froid, et par ses perspirations cutanées et pulmonaires qui lui enlèvent continuellement du calorique, et le défendent ainsi contre l'excès de chaleur.

La chaleur nous vient du soleil ; elle décroît de l'Equateur aux pôles, les rayons solaires arrivant de plus en plus obliquement sur la terre à mesure qu'on s'écarte de la ligne équatoriale. En outre la révolution de la terre autour du soleil, détermine, en raison de son degré d'inclinaison par rapport aux rayons solaires, des alternatives de température, variables suivant les latitudes et qui constituent les saisons. Dans notre climat tempéré on en admet quatre :

1° Le printemps, du 21 mars au 21 juin ;
2° L'été, du 21 juin au 21 septembre ;
3° L'automne, du 21 septembre au 21 décembre ;
4° L'hiver, du 21 décembre au 21 mars.

La chaleur est à son maximum en été, à son minimum en hiver, douce et tempérée au printemps et en automne.

L'homme peut supporter une température élevée, (40° environ), pourvu qu'elle ne dure pas trop longtemps. Dans ces conditions il éprouve un ardent besoin de réparer la perte d'eau qu'il subit par l'exhalation cutanée et par la perspiration pulmonaire ; ce besoin se traduit par une soif vive. Les sécrétions sont diminuées, faute de liquide ; la sécrétion biliaire seule est augmentée, et cette suractivité fonctionnelle du foie est l'origine de nombreuses maladies dans les pays chauds. Le peu d'abondance des sécrétions intestinales rend l'appétit moins vif : on est obligé de stimuler l'estomac par des aliments fortement épicés ; la respiration est moins fréquente, le besoin de chaleur étant moindre ; le système nerveux devient très-impressionnable ; les sueurs continuelles affaiblissent le système musculaire. Si l'on ne résiste pas à toutes ces causes de débilitation, l'organisme s'affaisse et la maladie survient.

Les rayons ardents du soleil, en frappant directement sur la tête, occasionnent parfois des accidents graves, même des cas de mort subite (Franklin).

On se garantira de l'excès de chaleur par des vêtements de couleur blanche, amples et légers ; la tête sera recouverte par un large chapeau, protégée par une ombrelle ; l'alimentation devra être peu abondante, médiocrement stimulante. Il est important aussi de résister au désir continuel de boire : l'eau pure, ingérée en grande quantité, causerait des diarrhées, des dysenteries (1); il est préférable d'en boire peu et d'y ajouter quelques gouttes d'eau-de-vie ou de café.

Froid

Le froid, tel qu'on l'observe en hiver dans nos climats, modère toutes les sécrétions, sauf celle de l'urine qui est augmentée. La circulation est ralentie, mais la respiration est activée ; elle doit, en effet, par la production abondante de chaleur animale, nous donner un moyen de résister à la réfrigération causée par la température ; l'appétit est vif, les digestions rapides.

Le froid intense agit sur l'organisme d'une façon plus dangereuse : la couche de serum (2) qui enduit intérieurement les vaisseaux capillaires, s'épaissit et diminue le calibre de ces petits conduits ; il en résulte un refoulement du sang vers les viscères et par suite une congestion des organes internes. Cet effet s'observe en premier lieu sur le cerveau : sous l'influence de cet afflux sanguin, il s'engourdit, un irrésistible besoin de sommeil s'empare de l'homme et si la volonté n'intervient pas avec énergie, il s'endort et succombe.

L'action continue du froid produit des congélations, soit partielles, soit totales.

Une habitation bien fermée, un mode de chauffage suffisant, des vêtements de laine épais et moëlleux, sont les moyens qu'on oppose habituellement au froid. Si l'on y joint une marche rapide, chaque fois que l'on sort à l'air libre, une alimentation substantielle et abondante, on résistera facilement au froid peu intense de nos pays.

---

(1) La diarrhée, la dysenterie sont des maladies intestinales.

(2) Le sérum est la partie liquide du sang.

Electricité

L'état électrique de l'atmosphère exerce sur l'homme une influence qui ne saurait être mise en doute. Elle varie suivant que l'air est chargé de fluide positif ou de fluide négatif. Dans le premier cas, le système nerveux est excité, les fonctions s'exécutent librement, l'énergie est augmentée. Dans le second cas, l'effet produit est inverse : la circulation, la digestion. les sécrétions languissent, l'homme est en proie à une paresse physique et morale, à un accablement profond.

En dehors de cette influence qui donne naissance à des malaises passagers, l'état électrique de l'atmosphère cause des dangers sérieux, souvent mortels : la chute de la foudre, en effet, produit annuellement des sinistres nombreux. Le moyen de prévenir ces accidents terribles est connu de tous, c'est le paratonnerre. Employé seulement à la protection des édifices publics, il devrait être le complément obligé de toute habitation privée.

Pendant un orage, quand la chute de la foudre est imminente, il faut s'éloigner de tout corps métallique, s'écarter des cheminées, éviter de courir. L'habitude de sonner les cloches est fâcheuse au point de vue moral : elle effraie et bouleverse les personnes nerveuses ; en outre elle présente un danger grave pour celui qui sonne et met, par conséquent, une corde de lin, c'est-à-dire un très-bon conducteur d'électricité, entre un corps métallique et lui. Il est bon, dans ces cas, de rechercher un endroit bas et retiré, où l'on s'isole le plus possible des objets environnants : étendu par terre et recouvert d'une pièce de soie, on serait presque en sûreté complète.

Les élèves des classes de physique ont une tendance à abuser des secousses électriques. Ils devront se garder de ces commotions fréquentes et répétées qui, à la longue, peuvent déterminer des désordres nerveux.

Sécheresse et Humidité

Une certaine quantité de vapeur d'eau est nécessaire la salubrité de l'air que nous respirons : une séchesse complète nous ferait éprouver des pertes trop nsibles, l'air se chargeant alors d'humidité à nos dépens; iutre part une atmosphère trop humide ne pourrait ius débarrasser de la vapeur d'eau que doit contenir ;ir expiré. Du reste l'influence de l'état hygrométrique ; l'atmosphère varie avec la température.

Air humide et chaud. — C'est une des constitutions s plus fâcheuses de l'atmosphère, la respiration s'y fait complètement, la vapeur d'eau ne s'échappant plus ›s poumons ; la transpiration ne peut s'y accomplir. ›s personnes atteintes de maladies du cœur ou de la ›itrine, souffrent particulièrement de cet état atmosiérique, elles sont oppressées, anxieuses. En outre les iasmes (1) s'y développent avec une grande facilité : la ialeur et l'humidité étant les conditions les plus favobles aux fermentations putrides.

Air humide et froid. — Le froid humide produit sur ›us un refroidissement bien plus intense que le froid c : il semble que cette humidité nous pénètre et nous ace. De nombreuses maladies proviennent de cet état l'atmosphère lorsqu'il est habituel, ce sont les affec›ns rhumatismales (2). La phthisie (3), la scrofule ont été pportées avec raison à cette cause. D'après Michel ›vy, c'est à cette constitution atmosphérique qu'on

---

1) Miasme signifie émanation pernicieuse.

2) L'épithète de rhumatismale s'applique à toute maladie provenant ne variation de température.

3) La phthisie est une maladie du poumon, caractérisée par le ›eloppement d'un produit morbide spécial, le tubercule.

doit attribuer le scorbut (1) qui a sévi sur l'armée française au siége de Sébastopol.

Quand l'humidité froide, la pluie, par exemple, agit d'une façon momentanée sur un individu, plus il a chaud, plus il court risque de contracter une maladie ; s'il est en sueur, ses chances sont au maximum.

Pour remédier à cet état hygrométrique il faut allumer un feu vif à l'intérieur des habitations. Si l'on est forcé de sortir par un brouillard épais, il sera bon de se couvrir la bouche d'un mouchoir au travers duquel on respirera. Enfin, s'il arrive que l'on subisse une pluie abondante, il sera prudent aussitôt rentré, de changer totalement ses vêtements, en même temps qu'on réparera le refroidissement par l'ingestion d'une boisson chaude : thé ou vin chaud.

Vents

Les vents agissent sur l'homme : 1° par leur vitesse, 2° par les propriétés qu'ils ont acquises dans les régions qu'ils ont parcourues :

1° Par leur vitesse : quand un vent impétueux nous frappe, le sang est d'abord refoulé vers les organes internes, puis il revient vers la superficie avec violence et produit ainsi une première perturbation. Si, à son impétuosité, le vent joint un certain degré de froid, il détermine une perte considérable de calorique; cette perte est beaucoup plus grande dans l'air froid, agité par le vent, que dans un air plus froid encore, mais calme. La cause en est facile à comprendre : un vent rapide projette contre nous des masses d'air toujours renouvelées, qui nous enlèvent sans cesse du calorique;

(1) Le scorbut est une maladie épidémique, dont les symptômes principaux sont l'affaiblissement considérable, les ulcères et les hémorrhagies spontanées, particulièrement par les gencives.

dans un air calme, au contraire, les couches immobiles qui nous entourent, échauffées peu à peu par nous-même, cessent bientôt de nous emprunter de la chaleur.

La même remarque s'applique à l'air chaud : l'air chaud et calme nous étouffe, parce que l'humidité, fournie par l'exhalation cutanée, sature les couches d'air en contact avec nous, qui s'opposent alors à une évaporation nouvelle. Quand au contraire, cet air chaud est en mouvement. la transpiration cutanée s'exerce continuellement, ayant toujours de nouvelles couches d'air à saturer ; le résultat pour nous est une agréable sensation de fraîcheur.

2° Les vents participent à la température des contrées qu'ils ont traversées : c'est ce qui fait qu'en France les vents du Nord-Est qui arrivent de Russie et d'Allemagne sont froids et secs ; le vent du Nord venant de la mer est froid et humide ; les vents du Sud nous apportent d'Afrique une chaleur torride, de la Méditerranée l'humidité ; sur la côte septentrionale d'Afrique le vent qui a parcouru les sables arides du désert, brûle et desséche tout ce qu'il frappe ; les vents d'Ouest sont chargés des vapeurs de l'Océan.

Les vents servent en outre de véhicules à différentes matières : le sirocco d'Afrique emporte une brûlante poussière de sable ; dans les steppes glacées du Nord les vents projettent aux yeux des voyageurs de la poussière de glace. Mais des dangers plus sérieux nous arrivent par cette voie, je veux parler des miasmes morbides. On a souvent observé que, dans certaines localités, le vent qui souffle des marais amène une recrudescence dans les fièvres intermittentes.

L'hygiène jouera ici un rôle important : elle devra choisir l'emplacement des habitations de telle sorte qu'un obstacle naturel les protége contre le vent pernicieux ; une montagne, entre un marais et un village, suffit parfois à assurer l'immunité des habitants.

Si l'habitation est construite et que l'on ait négligé la

précaution que nous venons d'indiquer, on pourra encore réparer cette omission en interposant une plantation d'arbres, un bois, un rideau de peuplier entre le voisinage que l'on redoute (marais, usine à gaz délétères, voirie....) et la maison dont on veut améliorer les conditions hygiéniques.

Altérations principales de l'air

1° PAR L'HOMME

L'air se compose en poids de 23,10 d'oxygène et de 79,90 d'azote, de 3 à 6 dix-millièmes d'acide carbonique et de 6 à 9 millièmes de vapeur d'eau. Cette composition chimique est sujette à de nombreuses altérations. L'homme contribue à altérer l'air : 1° par sa respiration; 2° par l'exhalation de sa peau.

1° La respiration : l'air expiré diffère notablement de l'air inspiré, l'azote y existe en même proportion, si une portion a été absorbée, une portion égale a été exhalée; les 23 parties d'oxygène de l'air inspiré sont réduites à 18 ou 19 dans le gaz qui sort du poumon; l'acide carbonique y est en proportion sensiblement plus grande, de 3 à 5 centièmes au lieu de 6 dix-millièmes ; la vapeur d'eau s'y trouve en quantité beaucoup plus considérable et contient une matière organique en dissolution.

2° L'exhalation cutanée : elle produit une notable quantité de vapeur d'eau tenant en dissolution une matière organique, un véritable miasme animal dont l'odeur est caractéristique. Personne qui n'ait été frappé par cette odeur *sui generis* en entrant dans un atelier, dans une chambrée de caserne.

Sous l'influence de cette double cause, l'atmosphère est promptement altérée dans un local habité, dont l'air ne peut se renouveler.

L'homme, qui respire l'air ainsi transformé, éprouve

des accidents graves. Entrant subitement, exceptionnellement dans ce milieu dangereux, il peut être pris de nausées, de vomissements, de violents maux de tête; cette indisposition passagère disparaît à l'air libre. Si, loin d'être une condition exceptionnelle, cet air est l'atmosphère habituelle, quotidienne, ainsi que malheureusement cela existe dans certains ateliers. des maladies infectieuses, des fièvres typhoïdes (1), ne tardent pas à survenir.

Dans certains cas où l'air est profondément altéré, le miasme animal très-développé, on a eu à déplorer des accidents terribles : après la bataille d'Austerlitz, trois cents prisonniers autrichiens furent enfermés dans une cave étroite ; deux cent soixante y succombèrent en peu d'heures. Les quarante survivants étaient les plus robustes qui, à force de lutter, avaient pu s'approcher des soupiraux.

Quelles sont les causes de ces accidents ? Nous pensons qu'ils sont attribuables : 1° à la diminution graduelle de l'oxygène, gaz nécessaire à la vie; 2° à l'augmentation constante de la quantité d'acide carbonique, agissant peut-être comme gaz toxique, mais à coup sûr comme gaz irrespirable; 3° à la présence d'un produit délétère, la substance animale émise par la respiration, par l'exhalation cutanée. Cette matière se putréfie avec une extrême facilité et détermine alors de véritables empoisonnements.

Ce miasme animal, dangereux quand il est émis par un individu sain, devient particulièrement nuisible quand il émane d'un individu malade. Dans ce cas, il s'exhale en plus grande abondance ; en outre il emprunte à la maladie des caractères particuliers et devient alors l'instrument de la contagion.

---

(1) La fièvre typhoïde est une maladie générale caractérisée par des ulcères intestinaux et des congestions vers différents organes : cerveau, poumons...

C'est à cette cause qu'il faut rapporter l'insalubrité des hôpitaux, les effets terribles de l'encombrement dans les ambulances en temps de guerre : les blessés qui, isolés, transportés chez des parents, des amis, supporteraient facilement une amputation de bras, de jambe, succombent pour ainsi dire fatalement, quand par malheur ils arrivent au milieu d'une agglomération de malades.

Une ventilation active, en procurant un renouvellement abondant de l'air, chassera, diluera les miasmes et empêchera la formation d'air confiné.

2° PAR LES ÉMANATIONS NATURELLES ET LES GAZ PROVENANT DE L'INDUSTRIE

L'hydrogène carboné se dégage naturellement dans les houillères, dans les marais ; il est produit artificiellement pour servir à l'éclairage des villes. C'est un gaz toxique qui est dangereux à deux titres : 1° il peut causer l'asphyxie; 2° son inflammation détermine des explosions redoutables, des incendies graves. La lampe de Davy, basée sur ce principe, qu'une flamme entourée d'une toile métallique à mailles serrées ne peut communiquer le feu à travers cet obstacle, protège les mineurs contre les explosions. Contre l'empoisonnement lent produit par le gaz et les poussières fines de charbon, il n'existe d'autre remède qu'une ventilation bien entendue.

L'habitude de chercher les fuites du gaz de l'éclairage avec une allumette est l'origine de nombreux accidents: il faudra, tout au contraire, éteindre les corps en ignition, chaque fois que la présence de ce gaz sera dénotée par son odeur caractéristique.

L'hydrogène phosphoré provient de la décomposition des cadavres, il est exhalé fréquemment dans les cimetières : de là l'indication d'éloigner les cimetières des villes et d'enterrer les cadavres à une profondeur suffisante.

Les fosses d'aisances sont un foyer d'émanations fétides d'hydrogène sulfuré et de gaz ammoniacaux. Ces exhalaisons produisent des nausées, des maux de tête et l'ophtalmie (1) dite des vidangeurs. Les détails de construction des latrines sont ici d'une immense importance; nous nous en occuperons à l'article habitation. Des moyens de protection contre ces gaz nous sont fournis par les désinfectants chimiques : chlorure de chaux, peroxyde de fer, chlore....., qui les neutralisent.

Les gaz résultant de l'industrie humaine et dégagés dans les usines sont nombreux. Ce sont le chlore, l'acide chlorhydrique, les acides nitrique et nitreux, les acides sulfurique et sulfureux, les gaz phosphoré, arseniqué...

Différentes poussières minérales, végétales ou animales peuvent exercer sur l'homme qui les absorbe par la respiration une influence fâcheuse.

1° Poussières minérales : plomb, cuivre, cobalt, antimoine, mercure, zinc, arsenic.....

2° Poussières végétales : rhubarbe, pyrèthre, coton, tabac en poudre.....

3° Poussières animales : poudrette, poussière de laine.....

Les poussières produisent en général des maux d'yeux, des coryzas (2), des bronchites (3); cependant quelques débris minéraux déterminent de véritables empoisonnements.

Ces diverses altérations de l'air proviennent généralement d'usines, de filatures, de voiries d'animaux morts ou de matières fécales : l'hygiène publique prescrit d'éloigner des villes, des villages, de semblables établissements. Le particulier en évitera le voisinage

---

(1) Le mot ophtalmie désigne l'inflammation de l'organe de la vision.

(2) Coryza signifie rhume de cerveau.

(3) Bronchite est synonyme de rhume de poitrine.

ou s'en garantira par l'interposition d'une plantation d'arbres, d'un rideau de peupliers.

Climats

On appelle climat une certaine étendue du globe, qui offre sur tous ses points des conditions d'existence identiques à l'habitant.

Les climats ont été divisés en climats chauds, climats tempérés et climats froids.

CLIMATS CHAUDS. — Les climats chauds comprennent l'Afrique et ses îles, le midi de l'Asie, l'Océanie. l'Amérique du Sud et une petite portion de l'Amérique septentrionale.

Dans ces climats la température moyenne de l'année est de 18 à 20°, on n'y reconnaît que deux saisons : la saison d'été (chaleur torride) et la saison d'hiver (pluies torrentielles.)

Des vents violents règnent dans ces contrées et y répandent les miasmes qui se dégagent abondamment à l'embouchure des grands fleuves (Nil. Gange, Mississipi.)

Les habitants des pays chauds subissent des modifications organiques, dues à l'action constante de la chaleur sur eux (voir article chaleur) : ils sont petits, bruns et bilieux. Leur moral présente, comme leur constitution physique, un cachet particulier. Ils sont mous et apathiques ; leurs passions vives les rendent susceptibles d'accomplir des actes héroïques, mais l'excitation s'use vite et ils retombent dans leur inertie, incapables qu'ils sont d'un effort prolongé ; leur esprit est vif, leur intelligence rapide.

CLIMATS FROIDS. — Le Nord de l'Ecosse, la Suède, la Norwège, la Russie, la Sibérie, la Laponie, l'Islande, le Groënland, le Kamtschatka, la Nouvelle-Zemble, les pays des Esquimaux, des Samoïèdes, le Spitzberg, appartiennent aux climats froids.

Dans ces climats on admet quatre saisons : printemps, été, automne et hiver. Le froid de cette dernière saison est très-intense : Scoresby l'a vu atteindre 57° au-dessous de 0. Il y règne une nuit complète pendant six mois.

Les climats froids modifient l'organisation de l'homme en diminuant certaines fonctions. en exaltant certaines autres. C'est à l'influence habituelle du froid, qu'il faut rapporter ces modifications (voir article froid).

Les habitants des climats froids, grands et robustes, à cheveux roux ou blonds, ont l'intelligence paresseuse et lente, mais ils sont patients et tenaces ; moins ardents et moins enthousiastes que les peuples du Midi, ils sont, par compensation, plus laborieux et plus persistants dans leurs efforts.

CLIMATS TEMPÉRÉS. — Les climats tempérés participent des deux climats dont nous venons de parler, l'hiver y est assimilable comme température aux climats froids, l'été aux climats chauds : l'Europe, une portion de l'Asie, et la plus grande partie de l'Amérique du Nord, sont comprises dans ce climat. Il est surtout caractérisé par la différence des saisons et les oscillations considérables de pression et de température qu'on y observe. Ce dernier caractère est la source de nombreux dangers : le passage subit du chaud au froid, est funeste à l'organisme ; il donne naissance aux maladies rhumatismales si fréquentes au moment de la transition d'une saison à l'autre. Souvent dans nos pays une nuit froide et humide succède à une journée chaude ; l'homme, le soldat qui sera contraint de coucher en plein air devra se couvrir avec un soin particulier, il se voilera la figure, s'il n'a pas de tente pour l'abriter ; il sera précieux pour lui, d'avoir une toile cirée ou un caoutchouc, pour isoler sa couche du sol.

Malheureusement nos mœurs, nos habitudes nous exposent à des refroidissements continuels. Nous sortons d'une salle chaude, d'un bal pour affronter les froides nuits de l'hiver ! Indiquer ces dangers, c'est dire le moyen de les éviter ; pendant la saison froide, il sera nécessaire d'avoir un vêtement destiné uniquement à l'extérieur, on le quittera en entrant dans une habitation, on le remettra en en sortant.

ACCLIMATEMENT. — On appelle acclimatement la faculté acquise par un individu né, élevé dans un climat, de vivre et de prospérer dans un climat différent. Nous allons tracer succinctement un tableau des précautions que devra prendre l'habitant d'un climat tempéré, désireux de s'acclimater, 1° dans un climat chaud, 2° dans un climat froid.

ACCLIMATEMENT DANS LES PAYS CHAUDS. — 1° On évitera de s'exposer aux rayons solaires de dix heures du matin à quatre heures de l'après-midi. S'il était nécessaire de sortir durant ce laps de temps, on aurait recours à une coiffure protégeant efficacement la tête : chapeau de feutre à grands bords, recouvert d'une toile blanche ; on pourrait aussi se servir d'une ombrelle.

2° On consacrera une heure ou deux, de midi à deux heures environ, au sommeil.

3° L'usage de café, étendu d'eau, rend en ces pays de véritables services : tous ceux qui, comme nous, ont eu recours à cette boisson, savent combien elle aide à supporter les chaleurs d'Afrique.

4° Les vêtements devront être amples, de couleur blanche, de façon à emprisonner de l'air dans leurs replis et à réfléchir les rayons du soleil.

5° Si à ces précautions essentielles, on ajoute un régime réparateur sans être excitant, l'usage de gilets de flanelle, de ceintures de laine, de bains froids, si l'on évite les excès alcooliques ou autres, on sera dans de bonnes conditions pour traverser la période périlleuse de l'acclimatement.

ACCLIMATEMENT DANS LES PAYS FROIDS. — 1° On devra se soustraire le plus possible à l'action directe du froid, à l'aide d'un abri bien choisi et par la production de foyers de chaleur.

2° L'alimentation sera riche en graisse, sucre, huiles, poissons, fromages, aliments propres à augmenter l'activité respiratoire et par suite à favoriser le développement de la chaleur animale.

3° L'usage de boissons alcooliques, à petites doses, produit une stimulation salutaire. Il ne faudra pas oublier que les excès alcooliques peuvent avoir des conséquences funestes dans ces climats : l'homme ivre, arrivant à l'air libre, est frappé d'engourdissement cérébral, il tombe dans un sommeil profond ; si personne n'est là pour l'emporter ou le contraindre à marcher, c'en est fait de lui.

4° L'homme, forcé de demeurer un certain temps exposé à un froid rigoureux, devra recourir à une marche rapide, accomplir de grands mouvements.

5° Après avoir subi l'action prolongée du froid, il faudra se garder, en entrant dans une habitation, de s'approcher du feu : dans nos climats tempérés, où le froid n'est jamais excessif, cette imprudence produit des engelures, des congélations partielles ; dans les climats froids la mort peut en être la conséquence.

Larrey cite comme exemple de ce fait le pharmacien en chef de la grande armée, Sureau, qui, affaibli par le froid et l'abstinence, reçut l'hospitalité dans une chambre très-chaude de l'hôpital de Kowno ; quelques heures après il succombait.

Endémies

L'atmosphère d'un pays peut être viciée par des causes météorologiques spéciales, qui exposent ses habitants aux attaques d'une maladie particulière, qui reçoit le nom d'endémie.

Les endémies principales de notre pays sont le

goître (1) dans l'Ariége, les Hautes-Pyrénées, les Hautes-Alpes, le Puy-de-Dôme et les Vosges, les affections de la peau en Bretagne, en Champagne, la pustule maligne (2) en Bourgogne, et enfin les fièvres intermittentes (3) ou fièvres des marais dans la Vendée, la Charente-Inférieure, l'Ain, la Loire-Inférieure, la Gironde, l'Indre, les Bouches-du-Rhône et le Nord.

L'étude et la prophylaxie (4) de ces différentes endémies, nous entraîneraient en dehors des bornes de cet ouvrage; nous parlerons seulement de la fièvre intermittente, de beaucoup la plus fréquente des endémies qui sévissent en France.

Il est d'observation que c'est à la fin de l'été, en automne, que les miasmes paludéens se dégagent le plus abondamment. C'est avant le lever et après le coucher du soleil, que ces émanations sont surtout développées : pendant le jour, la chaleur les dilate et les élève dans l'atmosphère, la fraîcheur de la nuit les condense au ras du sol, les offrant ainsi à notre absorption.

Il sera prudent d'éviter de sortir à ces heures dangereuses ; si l'on est obligé de le faire, l'ingestion d'un verre de café bien chaud constituera un bon préservatif. Nous avons dit en parlant des vents comment on pouvait établir entre les marais et l'habitation un obstacle protecteur (plantation, rideau d'arbres).

L'hygiène publique dispose d'un moyen plus radical, c'est le desséchement ou l'inondation des marais : beau-

---

(1) On appelle goître, une tumeur de la partie antérieure du cou, formée par le gonflement du corps thyroïde.

(2) Cette affection, de nature gangréneuse, est déterminée par l'application à la surface du corps de l'homme, d'un produit morbide provenant des animaux.

(3) La fièvre intermittente est une maladie caractérisée par des accès fébriles plus ou moins violents, séparés par des intervalles égaux durant lesquels on n'éprouve aucun symptôme morbide.

(4) La prophylaxie d'une maladie est l'ensemble des moyens propres à en prévenir l'éclosion.

coup a été fait en France dans cette direction, mais beaucoup encore reste à faire.

Epidémies

On donne le nom d'épidémies à des maladies qui envahissent subitement un pays où elles ne règnent pas habituellement, y exercent leurs ravages pendant un temps plus ou moins long, puis s'éloignent et disparaissent. La marche d'une épidémie présente des inégalités d'intensité dignes d'être signalées. Le début est remarquable par une gravité qui va s'augmentant sans cesse, jusqu'à une période que l'on peut considérer comme l'apogée : période terrible où la maladie tue presque tous ceux qu'elle atteint ; ensuite arrive la période de décroissement, parfois interrompue par des recrudescences ; la fin d'une épidémie fournit les cas les plus bénins, les plus rarement mortels.

La cause des épidémies nous échappe le plus fréquemment ; néanmoins dans certains cas il a été permis de la reconnaître : le typhus (1) des camps, la dysenterie, terribles dangers des armées en campagne, naissent sous la double influence de la mauvaise alimentation et de l'encombrement; la pourriture d'hôpital(2), fléau de nos ambulances, apparaît dans des conditions analogues. Ici du moins le remède est évident, c'est la dissémination des malades : la création d'ambulances nombreuses.

(1) Le typhus est une fièvre pestilentielle, épidémique et contagieuse qui atteint surtout les hommes réunis en grand nombre, dans des espaces restreints et vivant dans des conditions insalubres; c'est pourquoi elle sévit violemment sur les camps, les villes assiégées, les navires et les prisons.

(2) C'est une sorte de dégénérescence putride, qui se montre à la surface des plaies, chez les blessés réunis en agglomération. La moindre plaie, la plus petite érosion peut se compliquer de pourriture d'hôpital et déterminer la mort.

jetées de tous côtés, dans des baraques. dans des tentes même, sauvera des hommes que le séjour d'un hôpital encombré livrerait à une mort certaine.

La variole peut être conjurée par une vaccination opportune : tous les huit ans l'immunité due au vaccin doit être considérée comme épuisée.

Quant aux épidémies qui nous viennent de loin, le choléra. par exemple, qui naît dans le Delta du Gange, sans doute de la décomposition putride de nombreuses matières animales, l'hygiène impuissante à empêcher sa production, se préoccupe seulement de défendre le pays contre son invasion et en dernier lieu d'indiquer aux individus les précautions qu'ils doivent prendre pour éviter le fléau.

L'hygiène publique possède différents moyens de garantir un pays contre la pénétration d'une épidémie ; ce sont :

1° La création de postes de médecins sanitaires.
2° Les quarantaines.
3° Les cordons sanitaires.

1° Des médecins sanitaires sont institués à Alexandrie, au Caire, à Beyrouth, à Damas, à Smyrne et à Constantinople. Ils étudient la naissance des épidémies dans l'extrême Orient, et préviennent aussitôt les ports de France de la surveillance à exercer sur les vaisseaux venant des pays contaminés. Ils visitent les navires en partance dans les ports où ils exercent et délivrent des patentes. Ils ont en outre, un rôle préventif : ils éclairent l'hygiène publique des Orientaux.

2° Les navires, qui arrivent des pays infestés, sont soumis à une quarantaine dans les ports de France ; c'est-à-dire qu'ils sont astreints à une séquestration de quarante jours, durant laquelle un médecin, détaché du port, habite au milieu d'eux. Si, pendant ce laps de temps, aucune trace de la maladie redoutée ne se montre, l'accès du port est ouvert aux passagers.

3° Les cordons sanitaires sont formés généralement

par des soldats, placés de distance en distance, sur la frontière d'un pays pour empêcher l'entrée des habitants des contrées envahies par l'épidémie : ce moyen est presque toujours illusoire.

Quand une épidémie a envahi une ville, l'édilité de cette ville doit exiger une observation exacte et rigoureuse des mesures de propreté, d'aération des édifices publics et des maisons particulières ; le nettoyage des rues doit s'opérer avec plus de soin que d'habitude.

Il faudra veiller avec sollicitude sur les classes pauvres, améliorer leur alimentation ; examiner minutieusement les denrées alimentaires apportées sur les marchés, en exclure les fruits non mûrs, les aliments altérés ou falsifiés.

Les particuliers devront rechercher une habitation vaste, aérée, abondamment éclairée.

Leur régime habituel ne recevra aucune modification, sauf à le réduire à des proportions modérées, les écarts de régime de toute nature étant fort dangereux.

Ils éviteront de sortir le matin à jeun, ils se livreront à un exercice modéré : l'homme de la ville ira se promener à la campagne. Les vêtements légers, de tissus de fil seront mis de côté et remplacés par des vêtements de laine. La peur, la colère, les émotions vives prédisposent aux atteintes du mal.

La plus légère indisposition devra aussitôt être soignée, sans crainte, mais sans négligence. A ces règles hygiéniques on joindra la purification des habitations par le chlore, le chlorure de chaux, l'acide phénique, l'ozone...

IIe LEÇON

Des habitations (sol, exposition, ventilation, chauffage, éclairage, propreté) ; causes d'insalubrité. — Vêtements : modifications selon les âges, les saisons, les climats, le temps. — Soins du corps : cosmétiques, bains de propreté en général.

L'habitation intéresse au plus haut degré l'hygiéniste; elle circonscrit, en effet, une atmosphère spéciale, particulière, dont la température, la composition, le renouvellement sont l'œuvre de l'habitant. Les causes d'insalubrité dues au sol, au voisinage, à la construction y sont constantes et agissent presque incessamment : l'homme passant dans son domicile la plus grande partie de son existence, la nuit et une partie du jour.

Notre habitation exerce donc sur nous une action importante, salutaire ou pernicieuse suivant que les règles hygiéniques ont présidé à son installation ou y sont demeurées étrangères.

SOL. — Les plaines élevées, entièrement cultivées, arrosées par un cours d'eau, sont propices à l'installation des habitations. Au flanc des collines, des montagnes, l'air est plus pur, plus souvent renouvelé ; si un obstacle abrite la maison contre les vents prédominants, elle se trouve dans d'excellentes conditions.

Les vallées sont, en général, moins saines : elles sont humides, marécageuses, parcourues par de violents courants d'air.

La nature du sol importe aussi à l'hygiéniste : les terrains argileux et humides sont moins favorables que les terres sèches et sablonneuses.

Le voisinage d'un cours d'eau dont les bords escarpés s'opposent au débordement, la proximité d'une plantation d'arbres, sont des circonstances favorables.

EXPOSITION. — L'exposition varie suivant les pays : les habitants du Nord exposent volontiers leurs habitations au Midi et les méridionaux au contraire recherchent l'exposition au Nord ; en tous cas, il est bon d'éviter une orientation qui exposerait l'habitation au souffle du vent prédominant, comme le vent d'Ouest en France.

CONSTRUCTION. — La construction d'une maison est importante dans ses moindres détails ; nous allons donner brièvement quelques règles hygiéniques qui s'y appliquent.

1° La pierre de taille est de tous les matériaux de construction celui qu'il faut préférer.

2° Les fondations, construites en se servant de ciment romain ou de béton, protègent efficacement contre l'humidité du sol.

3° Les caves larges, voûtées, permettant la libre circulation de l'air, achèvent de parer à cette humidité.

4° Les étages souterrains, privés d'air, de lumière, doivent être proscrits.

5° Les meilleurs planchers sont ceux de bois dur, de chêne par exemple.

6° On se garde de l'humidité des murs en les garnissant de planches ou de plaques de zinc sur lesquelles est collé un papier, dont on exclut soigneusement les couleurs toxiques (sels de plomb, vert d'arsénite de cuivre...).

7° Il convient de recouvrir les toits de tuiles ou d'ardoises ; les toits de chaume occasionnent de formidables incendies; en outre, ils sont humides et dégagent une mauvaise odeur.

8° Les portes des appartements seront grandes et disposées en face de fenêtres larges, hautes et nombreuses.

9° La cuisine sera carrelée, munie d'un bon fourneau, d'une pompe à eau, s'il est possible, et d'un évier. La cuvette de l'évier doit toujours être séparée du tuyau par une grille, pour empêcher les corps solides de s'y engager et d'en produire l'obstruction.

10° Les latrines doivent être construites avec beaucoup de soin, car, bien que l'on ne soit pas d'accord sur la nocuité de leurs émanations, il est incontestable qu'elles sont un foyer d'infection par le dégagement d'acide sulfhydrique et de sulfhydrate d'ammoniaque. Il est bon de les établir dans un cabinet isolé, muni d'une fenêtre donnant sur la cour ; un réservoir supérieur fournit l'eau destinée à laver la cuvette, fermée hermétiquement par une soupape ; le tuyau de conduite sera en fonte et aboutira dans une fosse profonde, dallée et voûtée. Le système des fosses mobiles, formées à l'aide de tonneaux plâtrés, placés dans une cave spéciale et renouvelés au fur et à mesure du remplissage, paraît être une excellente invention. A ces détails de construction, on joindra l'usage de désinfectants chimiques : chlore, chlorure de chaux, peroxyde de fer, charbon.

11° Il importe d'éloigner les écuries le plus possible des habitations et d'en rendre le sol imperméable, dans la partie qui reçoit les urines des animaux.

12° Les dimensions des diverses pièces doivent être en rapport avec leur destination. La chambre à coucher nous intéresse particulièrement ; elle doit être assez vaste pour que la respiration y trouve de quoi s'alimenter. La quantité d'air nécessaire aux besoins de la respiration a été l'objet de nombreuses évaluations ; sans entrer dans le détail de ces calculs, basés sur le volume d'oxygène absorbé par l'homme et la quantité d'eau et d'acide carbonique qu'il produit, nous adopterons un chiffre moyen : 12 mètres cubes d'air par homme et par heure. Il faudrait donc que la chambre à coucher d'une seule personne eût une capacité de quatre-vingt-seize mètres cubes, en comptant huit heures de sommeil, et en admettant une ventilation nulle. La ventilation fort heureusement n'est jamais complètement supprimée : l'air échauffé par la respiration, par le contact des personnes se dilate et s'échappe par les portes, par les cheminées, faisant ainsi place à l'air frais et pur du dehors qui pénètre par les fissures des fenêtres.

Ventilation. — Cette ventilation naturelle constitue une ressource bien insuffisante, aussi sera-t-il nécessaire d'y suppléer par une ventilation artificielle, surtout dans les endroits où se réunissent de nombreuses personnes : ateliers, études, dortoirs, casernes, etc...

Les procédés de ventilation sont nombreux, ils sont basés sur ces deux principes : 1° l'aspiration de l'air qu'il s'agit de renouveler ; 2° la propulsion d'air pur qui remplace l'air vicié. Les différents ventilateurs sont employés dans quelques établissements publics ; un grand pas aura été fait par l'hygiène, le jour, où, non seulement les hôpitaux, mais les lycées, les pensions, les casernes, les ateliers, posséderont un bon système de ventilation. L'application de ces appareils à l'habitation privée est trop dispendieuse pour qu'on puisse espérer sa généralisation. Hâtons-nous de dire, du reste, quelle nous semble inutile : l'emploi judicieux de moyens moins coûteux pourra subvenir aux besoins des maisons particulières.

Le mode de ventilation le plus simple est l'ouverture des fenêtres ; il conviendra d'y recourir souvent au printemps, en été, en automne, pour tous les appartements, en hiver pour les locaux momentanément inoccupés. La création d'un courant d'air, par l'ouverture d'une porte et d'une croisée, situées en face l'une de l'autre, renouvelle rapidement l'air d'une pièce, mais en exposant les personnes placées dans ce trajet, à un refroidissement qui peut entraîner des suites fâcheuses. Un ou deux carreaux mobiles à la partie supérieure d'une fenêtre permettront à l'air pur du dehors de pénétrer dans un local, d'où l'air vicié s'échappera par les portes ou les cheminées, sans faire courir le même danger. C'est pourquoi jamais on ne devra obstruer l'ouverture inférieure d'une cheminée, car on se priverait, par là même, d'un précieux moyen de ventilation.

En hiver la ventilation résulte du chauffage : les cheminées, les poëles aspirent vivement l'air de la chambre, que celui du dehors remplace, en pénétrant dans l'appartement par le vasistas ou carreau mobile dont nous venons de recommander l'adoption.

CHAUFFAGE. — Le chauffage des habitations s'opère de différentes façons : à l'aide de cheminées, de poëles, de calorifères.

La cheminée est un mode de chauffage simple, en même temps que salubre; ses inconvénients principaux sont : une grande consommation de combustible et une perte considérable de calorique; de plus, lorsque le vent est violent, il arrive que les cheminées fument, et produisent ainsi à la longue des ophtalmies, des laryngites (1). On remédie à ce défaut par l'addition d'un tuyau au-dessus de la cheminée, pour en augmenter le tirage, ou par l'emploi de chapiteaux mobiles qui tournent avec le vent et l'empêchent de refouler la fumée à l'intérieur des appartements.

Les poëles laissent perdre moins de calorique et par suite chauffent mieux, mais ils causent fréquemment des maux de tête, parfois même des vertiges et dessèchent promptement l'air des appartements ; il est vrai qu'en ce cas, il suffit de placer un vase rempli d'eau sur le poële, pour compenser cette perte de vapeur par une émission proportionnelle. Le poële en faïence nous semble réaliser un excellent procédé de chauffage. Il faut soigneusement éviter de tourner la clef du tuyau d'un poële, quand il existe encore dans le foyer des charbons embrasés : l'acide carbonique et l'oxyde de carbone, développés par la combustion, n'étant plus

(1) Inflammation du larynx.

aspirés par le tuyau, se répandent alors dans la chambre et peuvent produire des accidents mortels.

M. Carret, de Chambéry, a vivement attaqué l'usage des poëles en fonte, auxquels il reproche la production constante d'une certaine quantité d'oxyde de carbone. Il propose de les remplacer par des poëles en tôle, exempts, selon lui, de tout danger.

Les calorifères sont construits de différentes manières : les uns élèvent la température des appartements en y introduisant de l'air chaud, d'autres produisent le même effet par la circulation dans les parquets, les cloisons, de vapeur ou d'eau chaude. Les calorifères à air ou à eau ventilent les appartements en même temps qu'ils les chauffent. Le calorifère à vapeur produit quelquefois des explosions. En général, le chauffage par les calorifères donne trop de chaleur : il détermine des maux de tête, des vertiges, de la dyspnée (1), parfois même des congestions cérébrales. En outre, l'air qui arrive des bouches de chaleur étant complètement desséché, cause un certain malaise aux personnes qui le respirent. Est-ce, comme le pense le général Morin, parce que nous ne trouvons pas dans l'air desséché des calorifères, l'ozone (2) nécessaire à notre respiration? Ce produit se formant par la vaporisation de l'eau dans l'air, l'air sec n'en contient pas.

Le meilleur des combustibles est le bois : un bois sec, lourd et dense, est préférable à tout autre. La houille vient ensuite ; on lui reproche cependant de dégager une odeur empyreumatique.

ECLAIRAGE. — L'obscurité de la nuit, du matin et du soir, ferait perdre à l'homme un temps précieux pour le travail, pour les relations sociales. Grâce à la lumière

---

(1) Gêne de la respiration.

(2) On appelle ozone un gaz découvert par Schœnbein et qui n'est autre chose que de l'oxygène électrisé.

artificielle, il prolonge le temps destiné à ses diverses occupations. L'éclairage s'opère par de nombreux procédés, que nous n'entreprendrons pas de décrire ; nous nous contenterons de faire un choix basé sur l'hygiène. Disons d'abord que la présence d'une ou plusieurs lumières dans un appartement, en consommant une notable quantité d'oxygène et en produisant de l'acide carbonique, augmente les exigences de la ventilation.

Les meilleurs procédés d'éclairage sont :

La lampe Carcel alimentée par l'huile de colza ;

Les lampes à l'huile de schiste (bien qu'elles soient un peu odorantes) ;

Les lampes à pétrole, en ayant soin toutefois de se conformer aux prescriptions du comité d'hygiène de Paris : la lampe doit être en porcelaine transparente, de façon à ce que le niveau du liquide soit toujours visible; le pied large et pesant pour donner un équilibre plus stable ; le bec assez long pour qu'il y ait six centimètres entre la flamme et le niveau du liquide. On conserve le pétrole dans un bidon en fer blanc, fermé par un bouchon métallique à vis. La lampe sera garnie le jour, loin de tout corps en ignition; pour l'éteindre on abaissera graduellement la mèche et on soufflera quand la flamme sera réduite à une petite flammette bleuâtre.

L'éclairage à la bougie donne peu de lumière ; la chandelle répand une odeur désagréable et fatigue par les oscillations continuelles de sa flamme.

L'éclairage au gaz, excellent pour les rues, les places, les édifices, est très-malsain à l'intérieur des habitations. Indépendamment des fuites qui sont la source d'explosions et d'incendies, la combustion du gaz donne lieu à la production d'acides sulfureux, sulfhydrique, de gaz ammoniacaux, plus ou moins irritants pour les voies respiratoires. Le séjour habituel dans des magasins éclairés au gaz détermine l'étiolement des gens soumis à cette existence.

PROPRETÉ. — Le comité d'hygiène et de salubrité de

la Seine a fait, au sujet de la propreté des habitations, d'excellentes recommandations que nous emprunterons pour la plupart.

L'hygiène publique joue, à ce point de vue, un rôle important dans les villes; elle doit exercer une surveillance exacte, rigoureuse sur le nettoyage des rues, des places, sur l'enlèvement des immondices le matin de très-bonne heure; il lui appartient de procurer à chaque habitant la ration d'eau qui lui est nécessaire pour son usage personnel, pour le lavage des parquets, des latrines, des éviers, des abords de sa maison; elle veille encore au balayage fréquent des cheminées.

L'hygiène privée assure l'aération, la propreté de l'intérieur du logis.

1° Chaque matin l'air du logement sera renouvelé : les lits étant ouverts ;

2° Les eaux grasses. l'urine, les excréments devront rester le moins de temps possible dans le logement;

3° Les pièces carrelées seront fréquemment lavées; on aura soin de les essuyer ensuite pour éviter la formation d'une atmosphère trop humide. Si la couche de malpropreté résiste à l'eau pure, on y ajoutera un pour cent d'eau de javelle ;

4° Les cours, les éviers, les vases de nuit devront être minutieusement nettoyés;

5° Les planchers, les escaliers en bois seront balayés avec soin, grattés au besoin;

6° On lavera de temps à autre les murs pour enlever la couche de matières organiques qui s'y dépose; les murs blanchis à la chaux seront grattés et repeints tous les ans; quand on changera le papier des tentures, on aura soin de l'arracher complètement et de boucher les trous du mur avant de coller un nouveau papier;

7° Les cabinets d'aisance seront, chaque matin, lavés et aérés; s'il existe dans la maison de nombreux locataires, il faudra des lavages plus fréquents;

8° Les eaux grasses ne devront pas être versées dans

la cuvette de l'évier par les fortes gelées; jamais on y jettera l'urine ou les matières fécales. Si le tuyau de l'évier exhale une mauvaise odeur, on le lavera à l'aide d'eau contenant un pour cent d'eau de javelle ;

9° Les écuries devront être aérées le plus souvent possible, les fumiers enlevés tous les jours, et les lavages à grande eau opérés fréquemment;

10° Les caniveaux, les ruisseaux destinés à l'écoulement des eaux grasses, seront lavés plusieurs fois par jour et entretenus avec soin.

CAUSES D'INSALUBRITÉ. — L'isolement ou l'agglomération des maisons augmente ou diminue leur salubrité : l'habitation isolée, bâtie au penchant d'une colline, abritée des vents, au voisinage de sources limpides et pures, de plantations d'arbres, offrant des appartements vastes et bien éclairés, tenue avec une propreté minutieuse, réalisera les meilleures conditions hygiéniques.

L'habitation dans les villages, loin d'offrir de semblables avantages, présente presque toujours des causes d'insalubrité : ce sont les toits de chaume, nombreux encore en France, le voisinage de fumiers fétides où s'entassent toutes les immondices de la maison, le défaut de carrelage ou de plancher dans les chambres, l'étroitesse des fenêtres, la réunion dans une pièce servant à la fois de cuisine, de salle à manger et de chambre à coucher, de tous les habitants de la maison.

La salubrité de l'habitation des villes varie avec la richesse ou la pauvreté des habitants : les maisons des riches sont souvent construites suivant les idées hygiéniques, mais leurs habitants ignorent trop fréquemment les inconvénients de l'air confiné : ils s'entourent de meubles, de tapis, s'enferment dans des doubles portes, des doubles fenêtres, leurs lits sont emprisonnés par des rideaux. Dans des pièces ainsi calfeutrées, la ventilation s'exécute mal et cependant de nombreuses lumières y brûlent, des fleurs y exhalent leurs parfums et augmentent le besoin d'un renouvellement actif de l'air.

L'habitation de l'ouvrier, située dans un quartier populeux, encombré, offre parfois, au plus haut degré, les dangers qui naissent des altérations de l'air. Dans ces maisons, où règne souvent une grande malpropreté, les matières animales émanées de l'homme s'accumulent sur les murs, sur les papiers, sur les meubles et s'y décomposent ; les odeurs fétides des eaux grasses, des latrines, pénètrent dans les chambres et apportent leur contingent d'infection. Dans cet air végètent de nombreuses familles ; les enfants y naissent et s'y développent. Fort heureusement pour leur santé, une partie de leur existence se passe devant la porte, où l'air, le soleil, les vivifient ; mais c'est alors leur moral qui souffre des pernicieux enseignements de la rue. A toutes ces causes fâcheuses s'ajoute l'influence d'une alimentation peu tonique, peu fortifiante, aussi en résulte-t-il des constitutions scrofuleuses, des fièvres typhoïdes, des phthisies.

On s'est vivement préoccupé d'améliorer les conditions d'existence des classes populaires : la fondation de cités ouvrières a réalisé un progrès considérable dans ce sens. Dans l'ordre moral cependant, il est permis de se demander, si cette création, en agglomérant les ouvriers, en empêchant leur fusion avec le reste de la population, n'a pas eu des résultats fâcheux.

Vêtements

La nécessité de protéger son corps contre les influences extérieures, a inspiré à l'homme l'idée de se couvrir de vêtements. L'origine de cette habitude se perd dans la nuit des temps ; sans entrer dans l'histoire des vêtements, nous allons étudier brièvement l'habillement moderne.

Substances. — Les substances utilisées à la fabrication des vêtements proviennent soit du règne végétal, soit du règne animal.

Le règne végétal fournit l'écorce du chanvre, l'écorce du lin ;

Le règne animal : la laine du mouton, le poil de la chèvre, du chameau, la soie sécretée par la chenille du bombyx mori, enfin diverses fourrures d'animaux.

Toutes ces substances ne se comportent pas de la même manière vis-à-vis du calorique : les unes reçoivent et perdent la chaleur facilement, ce sont les corps bons conducteurs, les autres avec lenteur ce sont les corps mauvais conducteurs.

Ces derniers, appliqués à la surface du corps, sous forme de vêtements, emprisonnent, pour ainsi dire, la chaleur animale et garantissent bien du froid ; ce sont donc ceux qu'il faudra préférer. A ce point de vue, nous les classerons comme il suit : 1° laine, 2° fourrures, 3° soie, 4° coton, 5° lin.

Texture. — Rumford a démontré, par d'ingénieuses expériences, que la texture des vêtements n'est pas étrangère à leur caloricité ; il a ainsi établi que les tissus lâches et mous étaient plus mauvais conducteurs et, par conséquent, protégeaient mieux contre le froid, que les tissus denses et serrés. La raison en est simple : l'air étant plus mauvais conducteur que toutes les substances vestimentaires, les tissus qui en contiennent dans leurs mailles, perdent, par cela même, une partie de leur conductibililé.

Couleur. — La physique nous apprend que les différentes couleurs possèdent, par rapport au calorique, un pouvoir émissif et absorbant dont le maximum appartient au noir et le minimum au blanc. Stark l'a démontré, en entourant successivement la boule d'un thermomètre, de morceaux de laine de diverses couleurs ; trempant alors cette boule dans l'eau chaude, il notait le temps employé par le calorique pour traverser la laine et faire monter la colonne mercurielle. Pour laisser monter cette colonne de 10° à 70°, la laine noire mettait 4 minutes 15 secondes, la laine écarlate 5 minutes 30 secondes et la laine blanche 8 minutes. Les vêtements de couleur blanche sont donc les meilleurs protecteurs contre la température extérieure.

Ages. — La production de la chaleur animale augmente chez l'homme avec l'âge, jusqu'à son complet développement, pour décroître ensuite avec la vieillesse. Les nouveaux-nés sont très-sujets au refroidissement et cela constitue pour eux un danger sérieux. Il faut donc les protéger soigneusement contre le froid : les langes moëlleux, sans coutures, préalablement chauffés, une petite couverture attachée mollement, leur serviront d'habillement.

Il conviendra d'éviter cette ancienne et barbare coutume, qui consiste à rouler les nouveaux-nés dans un maillot serré, où ils ne peuvent remuer ni bras ni jambes, où leurs membres se déforment et s'atrophient.

Il faudra renouveler avec soin les langes, à mesure qu'ils seront souillés par les excréments.

Vers le quatrième mois, on pourra revêtir les enfants, pendant le jour, d'un petit costume complet : corsage, jupe et chaussons.

Plus tard, les enfants sont moins sujets à se refroidir, leurs exercices, leurs jeux, les échauffent ; souvent alors un jeu violent, une course rapide, provoquent chez eux une transpiration abondante : aussi faudra-t-il les vêtir de tissus de laine, pour que l'excès de sueur soit facilement absorbé.

L'homme adulte doit approprier ses vêtements à sa condition, à ses besoins ; qu'il se souvienne seulement que des vêtements trop chauds, une couche trop moëlleuse le débilitent et le rendent efféminé.

Les vieillards, que l'affaiblissement de leurs fonctions de caloricité rend très-sensibles au froid, devront adopter des vêtements de laine en toute saison : l'uniformité de la température est pour eux une cause de longévité.

SAISONS. — Les saisons, par les différences de température qu'elles présentent, apportent des modifications dans l'habillement.

L'hiver, avec son froid rigoureux, rend indispensable l'emploi de vêtements plus chauds et plus nombreux que ceux que l'on porte en été.

Il faudra se souvenir, en automne, de ces différences de température qu'on observe dans la même journée : après midi chaude, soirée fraîche, nuit glaciale. Si une partie de campagne, de chasse, nous entraîne, en cette saison, loin du domicile, songeons au retour ; les vêtements légers suffisants pour la journée, ne le seraient plus pour la soirée, pour la nuit.

CLIMATS. — Dans les climats froids, une épaisse couche de fourrures sert de rempart au corps contre la réfrigération ; la flanelle, les vêtements de laine protègent ceux qui habitent les pays du Nord. Dans les climats chauds, la tendance des Européens à porter de légers vêtements de toile, a promptement disparu devant l'expérience des maux qui en résultaient. Les vêtements de laine, les longues ceintures entourant et protégeant les organes abdominaux, sont des adjuvants précieux de l'acclimatement. Du reste les habitants de ces pays ont partout adopté des manteaux de laine larges et amples (burnous), qui emprisonnent une atmosphère plus fraîche dans leurs plis ; de puissants moyens de protection garantissent leurs têtes (turbans); seul, le nègre expose sa tête crépue aux rayons du soleil.

TEMPS. — Dans notre climat tempéré, si remarquable par ses oscillations barométriques, par les fluctuations de l'atmosphère, il sera prudent de prévoir un changement de temps et de prendre, même pendant la saison chaude, un vêtement supplémentaire. Le vêtement, dit pardessus d'été, semble avoir été imaginé pour parer à ces vicissitudes.

Enumération des différents vêtements. — Nous allons énumérer rapidement les différents vêtements dont se compose l'habillement, en procédant de la tête aux pieds.

Coiffure. — La coiffure de la première enfance doit être un petit bonnet de toile ; on repoussera l'usage, fréquent dans le Limousin, de bandelettes comprimant la tête et la déformant. Plus tard, quand l'enfant s'exercera à ses premiers pas, on le coiffera d'un bourrelet léger, élastique, destiné à protéger sa tête dans les chutes.

Les enfants plus grands porteront en été des chapeaux de paille, dans les autres saisons, des casquettes légères, souples, munies d'une visière pour garantir les yeux.

Les adultes et les vieillards, contraints par la mode à porter le chapeau à haute forme, si lourd et si gênant, le remplaceront, chaque fois qu'ils le pourront, par un chapeau de feutre souple et percé d'une ouverture centrale pour la circulation de l'air. En cas de calvitie complète, les vieillards pourront adopter l'usage des perruques ou de calottes. Eux seuls devront se servir de coiffures de nuit, de bonnets de coton.

Cravates. — Les cravates doivent être faites d'étoffe souple, en même temps que chaude ; on se gardera des cravates rendues rigides par une carcasse intérieure ou de celles qui entourent plusieurs fois le cou en le serrant fortement ; elles prédisposent aux maux de tête, aux congestions cérébrales. Les cols, dits militaires, sont aussi mauvais que possible ; ils occasionnent souvent l'engorgement des ganglions du cou (H. Larrey).

Chemise. — La chemise doit être en toile de lin, de préférence au coton ; longue, ample, large au col. Comme elle s'imprègne facilement de la perspiration cutanée, il sera nécessaire de la changer deux ou trois fois par semaine ; la chemise de jour ne devra pas servir pour la nuit. En hiver, on portera sous la chemise un gilet de flanelle, sans manches, largement échancré sous les bras, assez long pour recouvrir tout l'abdomen; tous les soirs, on quittera ce gilet pour revêtir la chemise de nuit et toutes les semaines on le changera.

CALEÇON. — Les jambes seront protégées par un caleçon de maillot en hiver, par un caleçon de toile de lin en été.

L'usage des caleçons collants, élastiques, sera particulièrement salutaire aux personnes prédisposées aux varices (1). Les caleçons liés par des tresses au bas de la jambe, gênent la circulation du membre et provoquent la production de varices. Le caleçon sera changé tous les huit jours.

PANTALON. — Le pantalon demi-collant, en drap épais en hiver, mince et léger en été, large à la ceinture, soutenu par des bretelles élastiques, sera un bon vêtement.

GILET. — Le gilet doit être en drap, large, et n'exercer aucune constriction sur le thorax; on préférera les gilets montants aux gilets ouverts qui ne garantissent pas la poitrine.

REDINGOTE. — Le vêtement qui recouvre le gilet, varie selon les exigences de la mode et les différentes professions.

La redingote est un excellent vêtement, surtout quand son ampleur lui permet de se boutonner du haut en bas.

TUNIQUE. — La tunique ne sera un vêtement hygiénique qu'à la condition qu'elle se moulera simplement sur le corps, sans qu'il soit nécessaire de faire effort pour la boutonner. Le col, particulièrement, doit être large et n'apporter aucun obstacle aux mouvements du cou et de la tête; la taille ne doit être nullement serrée.

VESTON. — Le meilleur vêtement pour le jeune

(1) On appelle varices, la dilatation excessive des veines ; les vaisseaux, ainsi transformés, se gonflent et s'engorgent sous l'influence du moindre exercice.

homme, pour l'adulte, serait un vêtement analogue à celui que la mode nomme veston, en le faisant toutefois suffisamment long pour couvrir en avant les parties génitales, en arrière le fond du pantalon. Ce vêtement, se boutonnant à volonté à droite ou à gauche, tombant droit, permettrait pendant les temps froids, l'adjonction de gilets de laine, de tricots au dessous de lui, sans, pour cela, être plus disgracieux; de plus, il n'exerce aucune constriction, ne gêne aucun mouvement.

PAR-DESSUS. — Pendant la saison froide, l'homme a besoin d'un vêtement supplémentaire, qu'il puisse mettre par-dessus les autres, au moment d'affronter l'air extérieur. Un manteau de drap, ample, souple, remplit bien ces conditions : le vêtement, dit mac-ferlan, est un type excellent dans ce genre.

CHAUSSETTES. — Les pieds seront revêtus de chaussettes de coton pendant le printemps, l'été, l'automne, et de laine pendant l'hiver. Elles devront être changées tous les jours en été, trois fois par semaine en hiver.

CHAUSSURES. — Les chaussures les plus saines sont les bottines à élastiques, larges, carrées du bout, à double semelle en hiver et garnies intérieurement d'une semelle en liége. Les bottes, les souliers lacés, remplissent les mêmes conditions.

Les sabots, durs et inflexibles, sont de très-mauvaises chaussures.

LIT. — Les matelas et les oreillers de crins, les couvertures de laine seront adoptés de préférence. Les draps devront être changés tous les quinze jours au moins.

Soins du corps

L'enveloppe externe du corps humain, la peau, est, comme nous l'avons déjà dit, le siége d'échanges continuels entre l'intérieur du corps et l'air ambiant ; en outre, c'est par l'exhalation cutanée que l'uniformité de la chaleur animale est entretenue. Il est donc permis de dire que le libre fonctionnement de la peau écarte de l'homme de nombreuses maladies.

H. Boulay, en induisant d'un mélange de colle forte et de goudron la peau. préalablement rasée, de plusieurs chevaux, les a fait périr asphyxiés, un dans délai variable de neuf heures à dix jours.

Hüfeland pense que la malpropreté habituelle, en obstruant les pores de la peau, cause chez l'homme la goutte, la phthisie, la fièvre typhoïde. Le regretté professeur Küss, de Strasbourg, nous racontait, dans son cours de physiologie, l'histoire d'un garçon brasseur, qui, étant tombé dans une cuve remplie de liquide en ébullition, présentait une brûlure de toute la surface du corps : le malheureux mourut asphyxié. Nous pourrions multiplier les exemples qui prouvent l'importance capitale des fonctions de la peau.

La peau, pour conserver sa perméabilité, son intégrité, nécessite des soins journaliers.

La sécrétion sébacée, en s'accumulant à la surface du corps, en se mêlant aux poussières atmosphériques, forme des produits excrémentitiels qui obstruent les pores et empêchent les fonctions de la peau.

La tête s'encrasse rapidement : les maladies du cuir chevelu, la calvitie, en résultent.

Les yeux suintent la chassie, les oreilles le cérumen ; il n'est pas de médecin qui n'ait observé des surdités provenant d'amas cérumineux dans le conduit auditif.

Les pieds sont le siége d'une sécrétion active...

L'homme qui néglige les soins de propreté devient un objet de dégoût et de répulsion pour tous, par l'odeur infecte qu'il exhale. La suppression des fonctions de sa peau rend indispensable une fonction compensatrice qui incombe aux reins, à l'intestin : le fonctionnement exagéré, imposé à ces organes, entraîne la maladie.

Le moyen le plus simple et le plus salubre de prévenir ces accidents, de modifier les surfaces d'excrétion, consiste dans l'usage de l'eau en ablutions et en bains.

Cosmétiques. — Les cosmétiques sont des substances appliquées à la surface du corps, dans le but d'entretenir sa beauté et sa fraîcheur.

Les cosmétiques de la tête sont les diverses pommades préconisées pour l'entretien de la chevelure, pour sa reproduction, pour sa teinture. Nous n'entrerons pas dans le détail de ces préparations, basées sur la spéculation et le charlatanisme. Quand une maladie aiguë, variole, rougeole (1) ou fièvre typhoïde, aura dégarni la tête, il conviendra de raser le cuir chevelu et de favoriser la croissance nouvelle par des soins de propreté, des lotions stimulantes : alcoolé de quinquina étendu d'eau, par exemple. Les teintures en noir, souvent à base de plomb, produisent des empoisonnements ; les sels d'argent, employés au même usage, irritent le cuir chevelu, détruisent le bulbe pileux et amènent la calvitie ; les sels de mercure sont toxiques.

Les cosmétiques des dents sont les poudres, plus ou moins inertes, dont on imprègne la brosse pour produire un frottement plus énergique et enlever le tartre dentaire : la poudre de charbon et de quinquina, désinfectante et tonique, remplit fort bien ce but.

Diverses pommades sont appliquées sur les lèvres pour en prévenir les gerçures : pommade rosat, pommade de concombre.

La fétidité de l'haleine, due à la carie des dents, est corrigée par la menthe, la vanille, l'ambre gris, le musc...

Les gencives sont fortifiées par le cresson, le cochléaria.

Les cosmétiques de la peau sont les différents vinai-

---

(1) Une maladie aigüe est une maladie à marche rapide.

La variole et la rougeole sont des affections fébriles, caractérisées par l'éruption de boutons (variole) ou de taches d'un rouge vif (rougeole), à la surface du corps.

gres de toilette : quelques gouttes dans l'eau ont une action légèrement tonique.

Le savon est le principal cosmétique; il dissout les matières grasses sécrétées à la surface de la peau, pénètre dans ses moindres replis et lui rend sa souplesse et sa perméabilité.

Le meilleur agent de la propreté et de la tonification des tissus est l'eau; il sera toujours avantageux de lui donner la préférence, car s'il est des préparations cosmétiques exemptes d'inconvénients, il en est aussi qui altèrent la peau, l'irritent et procurent une fraîcheur momentanée au prix de rides précoces.

Ablutions. — Les ablutions d'eau froide, pratiquées chaque matin, sont une condition essentielle de la santé à tous les âges et dans toutes les conditions. Le nouveau-né seul doit être excepté : l'eau froide agirait trop vivement sur sa frêle organisation; on la remplacera, pour lui, par l'eau tiède. Mais pour toute personne, à partir de l'âge de cinq ans, l'eau froide sera préférable.

Les lotions seront faites plus fréquemment sur la tête, sur les pieds, en un mot sur toutes les parties du corps souillées par une excrétion abondante. Elles enlèveront aux yeux la chassie, aux oreilles le cérumen ; pour nettoyer les dents on se servira d'une brosse douce, en ayant soin de ne jamais faire saigner les gencives; après chaque repas, il sera bon de se rincer la bouche avec de l'eau tiède.

Les mains, instruments du toucher, devront être lavées avec soin, les ongles débarrassés des matières qui s'y accumulent et les noircissent.

L'habitude des lotions froides sur tout le corps semble se répandre dans un certain monde, c'est là une excellente pratique; cette affusion, suivie d'une friction vive avec un linge sec, d'un exercice modéré, comme une marche rapide à l'air libre, une promenade à cheval, peut être considérée comme un des meilleurs moyens que nous possédions de tonifier et d'améliorer une constitution débilitée ou primitivement faible et lymphatique.

Bains de propreté. — Les ablutions quotidiennes, faites souvent d'une façon hâtive, presque à regret durant la saison froide, sont limitées à la face, au cou et aux mains, de sorte que la plus grande partie de la surface du corps n'en tire aucun avantage.

Les bains généraux sont destinés à combler cette lacune ; ils enlèvent les souillures que les excrétions, mêlées aux poussières atmosphériques, amassent sur la peau.

Ces bains, dits de propreté, seront pris tous les quinze jours au moins, avec une eau chauffée à 28° ou 30° ; si la malpropreté, d'ancienne date, résiste à l'action de l'eau, on aura recours à une friction savonneuse ; au sortir du bain, on s'essuyera soigneusement avec un linge sec et légèrement chauffé. En hiver, il est bon de ne pas s'exposer immédiatement à l'air froid après le bain : un refroidissement, compromettant pour la santé, pourrait en résulter.

Bain froid. — Le bain froid ou bain de rivière, d'une température de 12° à 20°, est salutaire à l'adolescent, à l'adulte. L'immersion du corps dans l'eau froide produit un spasme périphérique, une diminution de calibre des vaisseaux capillaires de la peau, qui fait refluer le sang vers les organes internes. Cette congestion intérieure est bientôt suivie d'une réaction vive du centre vers la superficie ; alors une sensation de bien être succède chez le baigneur aux angoisses du premier moment ; il est important de ne pas attendre, que cette sensation agréable soit remplacée par la sensation primitive de froid, car on sortirait du bain, en proie à un refroidissement dangereux. Le bain froid est complété par l'exercice de la natation ; sa durée ne doit pas dépasser vingt minutes. Souvent les rivières sont éloignées de la ville, et lorsqu'on arrive sur le bord, pendant les fortes chaleurs de l'été, on a le corps couvert de sueur ; il faut, en ce cas, s'essuyer soigneusement et attendre que les effets de la marche rapide aient disparu, avant de se jeter à l'eau. La précaution, qu'emploient certains baigneurs, de se mouiller la tête avant l'immersion, peut prévenir les congestions cérébrales.

Les élèves des lycées, des colléges, les soldats, seront conduits au bain froid deux ou trois fois par semaine, sous la surveillance de chefs, qui veilleront à ce que le bain ne se prolonge pas trop longtemps, et de maîtres de natation, qui leur enseigneront les principes de cet art si utile.

Bains de mer. — Le bain de mer est plus tonique, plus excitant que le bain de rivière ; le mouvement des vagues, les sels tenus en dissolution exercent une vive stimulation sur la peau.

Ajoutons, avant de terminer ce qui a rapport aux bains, que jamais on ne devra prendre un bain tiède ou froid, avant que trois ou quatre heures ne se soient écoulées depuis le repas et n'aient donné à la digestion le temps de s'effectuer. L'inobservance de cette règle a souvent causé la mort de baigneurs imprudents.

IIIme LEÇON

ALIMENTS

Nature et qualité des divers aliments ; leur appropriation aux âges, aux tempéraments, aux professions, aux climats : conditions d'une bonne digestion. — Conserves alimentaires ; altérations et falsifications des aliments. — Régime alimentaire.

Nature et qualité des divers aliments

La vie, c'est-à-dire l'ensemble de nos fonctions, se résume en deux ordres de faits : évacuation, par différentes voies, de matériaux provenant de l'usure de nos organes et absorption de matériaux réparateurs. L'alimentation apporte la plus grande partie de ces substances réparatrices : à l'enfant, à l'adolescent elle fournit un excédant destiné à l'accroissement, au développement du corps ; plus tard, elle assure simplement son intégrité.

Les éléments chimiques constitutifs du corps humain sont : l'hydrogène, l'oxygène, le carbone et l'azote. Ils sont associés à une quantité variable de corps inorganiques, tels que le phosphore, le sodium, le chlore, le calcium, le magnésium, le fer.....

Un aliment, pour réparer complètement les pertes subies par l'organisme, devra présenter une composition chimique analogue.

Les aliments d'origine animale remplissent cette condition : ils peuvent donc être rangés dans la catégorie des aliments complets. D'autres aliments, sans contenir la totalité des corps inorganiques que l'on trouve dans le corps humain, possèdent les quatre éléments essentiels et sont aussi désignés comme aliments complets.

De nombreux aliments, d'origine végétale, sont constitués chimiquement par l'hydrogène, l'oxygène et le carbone, unis à des sels inorganiques. Ce sont les aliments incomplets : l'azote leur manque.

Les premiers, nommés aussi aliments azotés, aliments plastiques, subviennent à toutes nos fonctions : ils alimentent nos secrétions, fournissent aux muscles les matériaux de réparation (azote) et apportent les éléments de la combustion, d'où naît la chaleur animale (carbone, oxygène, hydrogène) ; la charpente osseuse y trouve les substances nécessaires à son entretien et à son développement (sels inorganiques).

Les seconds, appelés aliments respiratoires, entretiennent la respiration, source de la chaleur animale (hydrogène, oxygène et carbone). Seuls, ils ne suffiraient pas à l'entretien de la vie; l'azote, qu'ils n'offrent à l'économie, serait alors puisé dans nos tissus, dans notre propre substance : de là consomption, maladie.

Dans le premier groupe, on range : la chair des animaux, le lait, les céréales et les œufs.

Dans le deuxième, les légumes et les fruits.

Aliments d'origine animale

Les viandes, dites de boucherie, sont au nombre de six, le mouton, le bœuf, l'agneau, le veau, le porc et le cheval.

Le pouvoir nutritif de ces différentes viandes est à peu près égal. La défaveur qui frappait la viande de cheval a singulièrement diminué depuis la guerre de 1870-1871.

A Metz, à Paris, de nombreux chevaux ont été livrés à l'alimentation ; les animaux jeunes, abattus dans ces conditions, ont donné une viande bonne et nourrissante, absolument assimilable à la viande de bœuf. L'abattage, en temps ordinaires, de chevaux vieux et malades, était la cause de la répulsion générale inspirée par cette viande.

La chair des animaux jeunes est plus digestive, mais moins nourrissante que celle d'animaux plus âgés ; d'autre part, la chair d'animaux vieux est lourde et difficile à digérer. La viande de l'animal qui vient d'atteindre son développement, réunit les meilleures conditions, elle est digestive et nourrissante. Si c'est un animal élevé à l'air libre, dans de bons pâturages, s'il est bien portant au moment de l'abattage, la viande en sera parfaite. L'animal abattu, il est nécessaire d'attendre un certain temps avant de le consommer : douze ou vingt-quatre heures en été, deux ou quatre jours en hiver, suffiront pour que l'approche de la putréfaction ramolisse, dissocie les fibres et augmente la digestibilité de la viande. Si la putréfaction est commencée, la viande est impropre à l'alimentation.

Une bonne viande est ferme, d'un rouge vif, sans présenter de parties gluantes ou saignantes ; elle n'exhale qu'une odeur fade et peu marquée ; quand elle provient d'un animal jeune, elle est pâle et molle, d'un animal trop âgé, elle est dure et d'un rouge foncé.

Les diverses manières d'accommoder les viandes influent sur leurs qualités alimentaires.

L'usage de faire bouillir la viande dans l'eau, donne deux aliments : le bouillon et le bouilli ; c'est à la viande de bœuf qu'on fait d'habitude subir cette préparation.

Le bouillon est épais, concentré, nourrissant, quand sa cuisson a été longue ; en ce cas, le bouilli contient peu d'aliments réparateurs.

Le bouillon, tel qu'il est préparé habituellement, possède peu de qualités nutritives ; en revanche, il est agréable au goût et de facile digestion.

Le bouilli contient le reste des matériaux nutritifs de la viande ; sa saveur est peu engageante.

Le rôtissage est appliqué heureusement au bœuf, au mouton, au cheval : les parties périphériques sont converties en une croûte brune, parfumée. qui empêche l'intérieur du morceau de se dessécher et de perdre sa saveur.

Par le grillage, la viande, exposée à un feu très-vif, pendant quelques instants, se cuit extérieurement, l'intérieur restant saignant.

Ces deux procédés conservent à la viande la totalité de ses propriétés nutritives et seront préférés aux autres, dans la majorité des cas.

VOLAILLE. — La volaille jeune est un bon aliment, savoureux et digestif ; les parties les plus délicates sont les cuisses et les ailes.

GIBIER.— La chair des animaux sauvages, dépourvue de graisse, est facile à digérer et fournit des aliments nourrissants. Néanmoins, un léger mouvement fébrile suit parfois l'absorption du gibier; prise habituellement cette nourriture serait échauffante.

POISSON. —Le poisson, livré à la consommation, doit être bien développé, avoir la chair ferme, les ouïes rouges. Les poissons de mer, d'eaux courantes, seront préférables à ceux qui viennent de marais, d'eaux dormantes.

Les poissons les plus digestifs sont ceux à chair blanche : la dorade, la truite, le cabillaud, le merlan, la perche, le turbot, la sole.....

Les poissons à chair rouge viennent ensuite : le saumon, l'esturgeon...

Les crustacés : homards, langoustes, écrevisses, crevettes, sont souvent la source d'indigestions.

Les huîtres fraîches sont faciles à digérer ; cuites elles devraient être, de même que les moules, bannies de l'alimentation.

LAIT.— Indispensable dans la première enfance, alors

que nos organes ne peuvent tolérer aucune autre nourriture, il constitue un excellent aliment, doux et rafraîchissant. Il arrive cependant, qu'il détermine de la diarrhée chez les uns, de la constipation chez les autres. Il contient une matière grasse, la crême, une matière azotée, la caséine, du sucre de lait et des sels inorganiques.

Le lait d'ânesse est surtout riche en sucre ; c'est pour cette raison qu'il convient aux malades de la poitrine ;

Le lait de chèvre contient plus de caséine ;

Le lait de vache plus de crême.

Le lait, abandonné à lui-même, laisse se séparer la crême, formée par l'accumulation des globules graisseux, mêlés à une forte proportion de caséine. C'est une substance onctueuse, d'une saveur agréable, et douée de propriétés nutritives.

On prépare, à l'aide de la crême, un autre aliment, le beurre. On l'obtient en battant la crême, à l'aide d'un pilon, dans des vases profonds, appelés barattes : les globules gras se réunissent en une pelotte, qui est le beurre. A l'état frais, le beurre est un aliment d'une saveur agréable ; associé à un peu de sel il se digère bien.

Les fromages sont composés de crême et de caséine, en proportions variables.

Les fromages frais, récents, sont doux et nourrissants : Neufchâtel, fromage blanc.....

Les fromages conservés, ceux qui ont subi une compression, sont plus excitants et moins digestifs : Brie, Livarol, Marolles, Gruyère, Hollande, Chester, Sassenage.....

Le Roquefort est un fromage putréfié et par conséquent fort indigeste.

Œuf. — C'est un aliment très-réparateur ; d'après Becquerel, il contient le tiers de son poids d'azote ; en outre. on y trouve des matières grasses et des sels. Frais, à peine cuit, il se digère avec une très-grande facilité ;

dur, il est absorbé plus lentement, mais il calme pour longtemps la faim : c'est une ressource précieuse pour le soldat, pour le voyageur.

Aliments d'origine végétale

CÉRÉALES. — Les céréales constituent une des principales ressources de l'alimentation des hommes. Elles croissent dans presque toutes les régions du globe ; l'abondance de leurs récoltes fait la prospérité d'un peuple, tandis que leur insuffisance engendre la disette, la famine, les épidémies.

Les principales céréales sont : le froment, le seigle, le riz, l'avoine, l'orge et le maïs.

Chimiquement, elles sont composées de substances azotées (gluten), de substances hydro-carbonées (amidon, dextrine, glycose), de matières grasses (huiles essentielles) et de matières minérales (sels de potasse, de chaux et de magnésie).

La farine produite par la mouture de ces graines, malaxée sous un filet d'eau froide, laisse adhérer aux doigts une subtance élastique et gluante : le gluten. On admet généralement que le pouvoir nutritif des céréales est proportionnel à la quantité de gluten qu'elles renferment. Le blé donne dix-huit à vingt-quatre pour cent de gluten, l'avoine six pour cent, le riz cinq et la farine de pois quatre.

Le pain, base de l'alimentation en Europe, se fait avec la farine de froment, de l'eau, du levain et du sel. Sans entrer dans les détails de la panification, nous devons dire que les progrès de l'industrie, en remplaçant les bras de l'homme par des machines, ont réalisé un progrès salutaire au boulanger, en même temps qu'au consommateur : la pâte est mieux pétrie, d'une façon plus uniforme ; de plus, travaillée par un homme à demi-nu, elle était exposée à recevoir des impuretés; souvent même, la malveillance et la malpropreté de certains hommes se faisaient un jeu de ces souillures.

Le pain de bonne qualité doit être d'une couleur dorée ; sa croûte, ferme et cassante, adhère à la mie ; celle-ci, parsemée d'yeux petits et nombreux, est blanche, élastique et d'une odeur appétissante.

Ainsi préparé, le pain est un excellent aliment, digestif et réparateur.

Les pains de luxe, faits avec addition de lait et d'œufs, sont légers et agréables au goût.

Le macaroni, le vermicelle, sont également faits avec la farine de froment, qui leur communique des propriétés nutritives.

Les pâtisseries, mélanges de beurre et de farine de froment, sont lourdes et indigestes.

La farine de seigle donne un pain agréable et nourrissant ; mêlée à la farine de froment, elle fournit un bon pain de deuxième qualité.

Le pain, fait avec la farine d'orge pure, est lourd et grossier ; on l'améliore en ajoutant un tiers de farine de blé.

Le pain d'avoine, usité en Angleterre et en Ecosse, est sain et nutritif.

La semence d'avoine pilée, le gruau, est un bon aliment dans certaines maladies de l'estomac.

Le riz est peu nourrissant : il faut en absorber de grandes quantités, pour subvenir aux besoins de l'alimentation. Associé à d'autres aliments, il offre, dans quelques cas, une ressource précieuse : au siége de Paris notamment il a rendu d'immenses services.

Les galettes, la bouillie de maïs, sont nourrissantes et d'un goût agréable. On a attribué à une affection parasitaire du maïs, la production d'une maladie, la pellagre (1).

---

(1) La pellagre est une maladie, endémique en Lombardie, caractérisée par un afflux de sang considérable vers la peau, un trouble intellectuel grave et un affaissement physique profond.

La farine de pois est remarquable par la quantité de matières azotées qu'on y trouve ; elle est malheureusement assez indigeste.

La farine de châtaigne est saine et possède des qualités nutritives très-importantes. Elle est d'une grande utilité pour l'alimentation des habitants du Limousin et du Périgord.

HERBES POTAGÈRES. — L'asperge, l'artichaut, le céléri, le cardon, le chou, le choufleur, la carotte, le navet, la laitue, sont compris dans cette catégorie. Ces aliments sont, en général, d'une digestion assez facile, mais leur pouvoir nutritif est très-faible ; associés aux viandes, ils en atténuent les propriétés excitantes et en facilitent la digestion.

L'asperge et l'artichaut sont plus nourrissants et plus faciles à digérer que les autres herbes potagères.

Le chou contient une notable proportion de matières nutritives, mais sa digestion donne lieu au développement d'une grande quantité de gaz.

La choucroûte, préparée avec des choux salés et conservés, est un aliment peu nutritif, indigeste, qui irrite l'estomac et produit à la longue des gastrites (1).

HERBES PROPREMENT DITES. — La chicorée, les épinards et l'oseille sont des aliments presque indifférents ; leur qualité nutritive est excessivement faible.

HERBES LÉGUMINEUSES. — Ce sont les haricots, les pois et les fêves :

Verts, ils contiennent des principes nutritifs abondants, de plus, ils sont tendres, agréables au goût et digestifs. Parvenus à leur entière maturité, ils sont plus féculents, plus longs à digérer et forment des gaz dans l'intestin ; il est bon de leur faire subir deux cuissons avant de les associer aux viandes.

SALADES. — Peu nourrisantes elles-même, elles stimu-

---

(1) On nomme gastrite, l'inflammation de l'estomac.

lent la digestion et la favorisent, en provoquant une abondante sécrétion de suc gastrique. Les estomacs faibles, débiles, les convalescents les supportent mal.

Le cresson, la chicorée conviendront aux scorbutiques.

RACINES FÉCULENTES. — La pomme de terre, apportée d'Amérique en Angleterre, par sir Walter Raleigh, en l'année 1586, fut introduite en France sous le règne de Louis XVI, par Parmentier.

Croissant sous tous les climats, du nord de la Russie au voisinage de l'Equateur, d'un rendement quatre fois plus élevé que les céréales, elle peut être considérée comme une des plus précieuses ressources de l'alimentation des peuples.

Malheureusement, vers 1843, une maladie, inconnue jusqu'alors, sévit sur les cultures de pommes de terre et envahit presque tous les états de l'Europe. Cette maladie. de nature parasitaire, détruit la fécule et enlève ainsi à la pomme de terre sa propriété nutritive. En présence des terribles conséquences de ce fléau qui avait affamé l'Irlande, on s'est préoccupé de trouver d'autres plantes, susceptibles de prendre, dans l'alimentation, la place de la pomme de terre. On a préconisé, à ce titre, la patate douce, dont la saveur fade et sucrée ne répond pas au but, et l'igname, énorme rhizome d'une dioscorée, pesant jusqu'à trois kilogrammes, et présentant avec la pomme de terre une analogie complète de goût et de qualités nutritives.

La pomme de terre se compose d'amas de fécule, déposés dans des cellules ligneuses.

L'analyse chimique y trouve : eau 75; fécule amylacée, 20, 06 ; substances azotées, 1,60 ; huile essentielle, 0,10 ; substances sucrées, 1,69 ; cellulose, 1,65 ; sels, 1,56. C'est un aliment sain, agréable, nourrissant, se préparant par de nombreux procédés culinaires. La pomme de terre nouvelle contient moins de principes nutritifs.

CHAMPIGNONS. — Aliments nourrissants et d'une

saveur recherchée, ils présentent l'inconvénient d'être indigestes et le danger de donner lieu à des erreurs très-graves : les espèces vénéneuses ayant souvent une grande similitude avec les espèces comestibles.

Le conseil de santé des armées, dans le but de prémunir les soldats contre le danger d'une confusion, a publié une instruction générale, que nous allons brièvement résumer.

Les bons champignons croissent, de préférence, dans les lieux élevés et aérés ; leur chair est compacte et cassante, jamais aqueuse ; leur parfum est agréable, leur saveur douce. La saveur acide, astringente, le suc laiteux, les teintes brillantes : rouges, bleues ou vertes, appartiennent aux espèces toxiques.

Les épreuves qui consistent à mettre dans le vase, où ils cuisent, des oignons blancs, une pièce d'argent, sont illusoires.

Dans le doute, on les lave à l'eau vinaigrée, on les coupe et on les laisse infuser une heure, dans une eau contenant trois cuillerées de vinaigre par litre ; trempés enfin, dans l'eau bouillante, ils peuvent être livrés à la consommation.

Les champignons principaux sont la morille, le champignon de couche, la chanterelle et la truffe.

Chocolat. — Le chocolat, préparé avec la graine du fruit du théobroma cacao, arbre de l'Amérique du Sud, est un aliment précieux. Le cacao contient cinquante pour cent de matières grasses et vingt pour cent de matières azotées. Le chocolat, renferme, en outre, une notable proportion de sucre.

Il convient aux individus fatigués, affaiblis par les excès ; il les tonifie et relève leurs forces. Pour éviter la falsification, on aura soin de rechercher le chocolat des bonnes maisons.

Fruits. — Les fruits, parvenus à leur maturité, sont d'excellents aliments ; sucrés, d'une saveur exquise (pêches, fraises...), ils nourrissent bien. Néanmoins l'abus en est dangereux : des dysenteries, des diarrhées, en sont la conséquence.

Les fruits non mûrs sont durs et acides ; il est bon de recommander aux enfants d'éviter d'en faire usage ; outre les flux intestinaux, ils donnent parfois naissance à des vers (ascarides lombricoïdes).

Les oranges, les raisins, sont rafraîchissants et laxatifs ; les fraises, les framboises, les figues, nécessitent, pour être bien digérées, une mastication complète.

Les pommes, les poires, sont de très-bons fruits; cuites elles conviennent aux convalescents, aux malades.

Les prunes sont digestives; à l'état de pruneaux, elles remédient bien à une constipation légère.

Les abricots, les pêches, sont d'autant plus faciles à digérer que leur maturité est plus complète.

Le melon, lourd et indigeste, réclame l'adjonction de poivre ou de sel pour faciliter son assimilation.

La noix est indigeste.

La châtaigne est un excellent fruit, digestif et nourrissant.

On désigne sous le nom de condiments, des substances destinées à augmenter la sapidité des aliments. Nous allons étudier les principaux condiments.

Condiments

SUCRE. — Le sucre, pour être digéré, exige une abondante sécrétion de suc gastrique. Il impose ainsi une grande fatigue à l'estomac ; cet excès de travail a parfois déterminé des gastralgies chez les enfants, qui, au jour de l'an, par exemple, se bourrent de bonbons.

Par l'appel de suc gastrique qu'il produit, le sucre facilite la digestion des aliments auxquels on l'associe.

La mélasse, le miel, sont plus indigestes que le sucre et sont en même temps plus laxatifs.

SEL. — Le sel (chlorure de sodium) joue un rôle considérable dans le corps humain : toutes nos sécrétions, tous nos tissus en contiennent, sauf l'émail dentaire.

On le trouve dans le sang dans la proportion de cinq millièmes.

Sa présence dans les aliments facilite leur dissolution dans le suc gastrique. Certains physiologistes pensent que, par sa décomposition, il fournit l'acide chlorhydrique au suc gastrique et la soude à la bile (?). Il est nécessaire à l'homme ; sa suppression aux serfs de Russie a déterminé chez ces malheureux des effets remarquables: la langueur, l'étiolement et l'œdème (1) des membres inférieurs. Il provoque l'appétit, la soif ; donné aux animaux avec leur fourrage, il améliore leur santé, rend leur viande plus rouge, plus nourrissante et augmente leur poids (Boussingault).

A l'abus du sel, des aliments salés, on a attribué la production du scorbut. C'est plutôt à l'influence de l'humidité, de l'encombrement, de l'uniformité du régime, qu'on peut rapporter le développement de cette maladie, à bord des navires ou dans les armées en campagne.

VINAIGRE, CITRON. — En faible proportion et suffisamment dilués, ils excitent les sécrétions salivaires, gastriques, et joignent leur pouvoir dissolvant à celui de ces liquides ; ils contribuent ainsi à la digestion. L'usage excessif de ces condiments irrite la muqueuse stomacale et affaiblit son pouvoir digestif.

AIL, ECHALOTTE. — Ces condiments possèdent un principe spécial, âcre, irritant, volatil, qui est éliminé par le poumon, la peau ou les reins ; il active la digestion. Peut-être favorise-t-il aussi l'expulsion des miasmes absorbés ? Toujours est-il que dans les pays à fièvres paludéennes, l'usage d'ail, d'échalotte, est considéré comme un bon préservatif.

MOUTARDE, POIVRE, NOIX MUSCADE, PIMENTS. — Ces divers assaisonnements sollicitent violemment les voies

---

(1) L'œdème est l'engorgement du tissu cellulaire sous-cutané.

digestives ; il conviendra de les adjoindre aux aliments lourds et indigestes.

Appropriation des aliments aux âges, tempéraments, professions, climats

AGES. — L'enfant se nourrit du lait de sa mère ; c'est pour lui le meilleur et le plus sain des aliments. Parfois la débilité de la mère l'oblige à se faire remplacer, dans cette importante fonction, par une nourrice étrangère ; il est sage, en ce cas, qu'elle éclaire son choix par les avis d'un médecin. L'alimentation de l'enfant en bas-âge exige une étude et une attention particulières ; il faudra se souvenir qu'il convient de ménager l'estomac à peine développé de ce petit être. Souvent chez les nouveaux-nés, l'appétit est disproportionné à la capacité stomacale, aussi boivent-ils avidement, sauf à rendre par regorgement l'excès de lait absorbé : la nourrice devra préférer de nombreuses reprises à une seule trop prolongée. Certains parents se vantent de la prétendue précocité de leurs enfants, qui, à six ou sept mois, mangent de la viande, boivent du vin..... C'est là une grave infraction aux lois de la nature, et souvent des maladies intestinales en sont la conséquence.

Quand l'enfant a dépassé cette période initiale, à mesure que ses dents poussent, une alimentation nouvelle vient se joindre à l'allaitement, puis le remplace. Alors il est bon d'associer peu à peu l'enfant à la cuisine commune, en observant toutefois certains ménagements : la charcuterie, les viandes fumées, le gibier faisandé, la pâtisserie, le vin pur, lui seront refusés. On choisira pour lui des aliments simples, d'une préparation naturelle, associés à un peu de sel, à une eau légèrement rougie à l'aide de vin.

Les vieillards n'ont plus besoin d'assimiler des matériaux de développement, il leur suffit de réparer leurs pertes quotidiennes ; leur vie sédentaire amoindrit encore cette usure organique. Aussi peut-on dire d'eux que moins ils mangent, mieux ils se portent. Parfois ils sont enclins à la gourmandise ; ils devront résister à ce penchant ; un régime uniforme allongera la durée de leur vie.

TEMPÉRAMENTS. — On distingue les tempéraments en sanguins, lymphatiques, nerveux et bilieux.

L'homme sanguin, vigoureux, coloré, se gardera d'une alimentation trop riche en principes azotés ; l'usage quotidien, abondant, de viandes rôties, grillées, le mènerait à la phlétore (1), le prédisposerait aux congestions. Des aliments légers, rafraîchissants, végétaux, lactés, lui conviendront davantage.

L'individu lymphatique, pâle et décoloré, a des besoins contraires. Les enfants présentent souvent ce tempérament : les viandes grillées, saignantes, les vins généreux, joints à l'action tonique de l'air, du soleil, de l'exercice, viendront à bout de cette disposition constitutionnelle.

Les maladies d'estomac sont, d'habitude, le triste apanage des tempéraments nerveux. Une étude forcée des aliments qui n'augmentent pas leurs maux, met bientôt les personnes nerveuses au courant de leurs besoins. Encore est-il bon de leur recommander de choisir, parmi ces aliments, les plus nourrissants, les plus toniques.

Les gens bilieux excluront de leur alimentation les corps gras et sucrés ; ils la resteindront dans des limites étroites : un régime peu abondant, végétal, les condiments acides, leur seront salutaires.

PROFESSIONS. — Les ouvriers ont besoin d'une nourriture abondante, tonique, réparatrice ; chaque jour leur apporte sa somme de travail, sa somme de pertes par conséquent ; si la réparation manque, l'amaigrisse-

---

(1) La phlétore est la surabondance de sang.

ment survient d'abord, puis la maladie. D'autre part, s'ils ne trouvent pas dans leur nourriture une stimulation suffisante, ils y suppléent par l'excitation funeste des alcooliques.

Chez l'homme qui travaille de l'esprit, l'appétit est émoussé, la digestion difficile : une nourriture fortifiante, en même temps que facile à digérer, lui conviendra le plus souvent.

La loi militaire attribue à tous les soldats une nourriture égale. sans tenir compte des besoins particuliers : tel aura trop de la ration réglementaire, tandis que tel autre sera insuffisamment restauré. C'est là, suivant Michel Levy, une des causes qui rendent la mortalité de l'armée plus forte du double que celle de la population civile du même âge. La plupart des médecins militaires partagent cette opinion : c'est à l'insuffisance de nourriture et au défaut d'aération qu'il faut attribuer, suivant nous, les phthisies et les fièvres typhoïdes si nombreuses dans l'armée. Le jour où la ration de viande du soldat sera portée à quatre cents grammes par jour, où il recevra une quantité suffisante de vin ou de bière à consommer à son repas, nous sommes persuadés que la mortalité de l'armée se rapprochera sensiblement de celle des classes civiles qui lui sont assimilables.

Climats. — Les climats froids ont des exigences spéciales en fait d'alimentation ; l'homme doit puiser dans sa nourriture des éléments abondants de combustion respiratoire ; les graisses, les huiles, le sucre, le poisson, développent sa chaleur animale et l'aident à résister aux rigueurs de l'atmosphère.

Dans les climats chauds, l'appétit, la digestion languissent ; de là le besoin de les réveiller par des condiments énergiques, qui brûleraient le palais de l'homme du nord. L'habitant de ces climats recherche des aliments qui calment sa soif ; les fruits : oranges, melons, pastèques, remplacent pour lui les aliments plus substantiels.

CONDITIONS D'UNE BONNE DIGESTION. — Ces conditions sont les suivantes :

1° Les repas à heures fixes, distancés de façon à permettre à la digestion de s'accomplir complètement, à l'appétit de se réveiller, avant un nouveau repas. Les heures des repas varient pour chaque pays, parfois pour chaque famille, avec les habitudes, avec les occupations: nous dirons, en parlant du régime, les heures qui nous semblent les plus favorables.

2° La sobriété contribue puissamment à l'entretien de la santé ; les aliments ingérés en trop grande abondance, loin de nous profiter, nous indisposent et occasionnent diverses maladies (goutte, gravelle).

3° La durée du repas ; il est nécessaire de manger lentement, pour plusieurs raisons : d'abord les aliments, longtemps mâchés, arrivent dans l'estomac complètement écrasés, réduits en bouillie et s'offrent ainsi dans les meilleures conditions à l'action du suc gastrique; en outre, pendant cette mastification lente et prolongée, la salive imprègne le bol alimentaire et produit son action digestive sur sa partie féculente.

4° L'exercice après le repas convient aux personnes robustes, bien constituées, aux jeunes gens ; nous parlons d'un exercice modéré et accompli une demi-heure au moins après le lever de table ; un exercice violent, une émotion très-vive, la reprise immédiate d'un travail absorbant, entraveraient, au contraire, la digestion.

Conserves alimentaires

Les aliments empruntés au règne végétal sont exposés, au bout d'un délai plus ou moins long, à subir une fermentation, acide ou alcoolique, qui les rend impropres à servir à l'alimentation.

Ceux qui proviennent du règne animal sont rapidement envahis par la putréfaction.

C'est l'air qui est l'agent de ces décompositions. par son oxygène, son humidité, sa température, son état électrique : aussi la plupart des procédés de conservation mettent les aliments à l'abri du contact de l'air.

Examinons rapidement les différents procédés de conservation des aliments.

VIANDES. — Le procédé le plus anciennement connu est la salaison. C'est un moyen médiocre, il enlève à la viande une partie de son arôme. Les viandes salées sont dures, coriaces, excitantes ; à la longue, elles déterminent des maladies, le scorbut (?).

La dessication de la viande, jointe à sa pulvérisation, donne un assez bon résultat : on obtient ainsi une poudre très-nutritive.

PROCÉDÉ APPERT. — Le procédé inventé par Appert est infiniment préférable à ceux que nous venons de citer. Il conserve leurs qualités aux viandes pendant un temps fort long : l'amirauté anglaise fit voyager quelques boîtes de ces conserves jusqu'à l'Equateur ; de là elles furent portées dans les glaces du pôle nord, où le capitaine Ross les trouva, seize ans plus tard, en fort bon état.

Appert met les aliments dans des boîtes en fer blanc, remplies complètement et fermées hermétiquement ; puis, il les soumet à un bain-marie de 100° environ, pendant un temps prolongé.

M. Fastier ne ferme les boîtes, avec une goutte de soudure de plomb, que lorsque une température de 110° a entraîné complètement l'air.

La viande peut être conservée fraîche, pendant quelques jours, en l'entourant de glace.

LAIT. — M. Mabru a imaginé un excellent procédé de conservation du lait : il chauffe à 80° le lait placé dans des bouteilles, surmontées par un tube de plomb rempli lui-même de lait ; après le refroidissement, il serre le tube de plomb avec des pinces, de façon à en fermer le calibre ; une soudure d'étain achève le bouchage hermétique.

Œufs. — On garde les œufs dans le son ; un moyen plus efficace consiste à les plonger dans de l'eau de chaux, pour rendre leur coquille imperméable.

Beurre. — Le beurre fondu ou salé se conserve près d'une année sans inconvénients ; il perd seulement une partie de son arôme.

Pain, Biscuit. — Le pain ne peut être conservé que pendant quelques jours ; aussi le remplace-t-on, dans les approvisionnements, par le biscuit.

Le biscuit de marine est fait avec de la farine pure de froment, associée à un dixième de son poids d'eau, et pétrie, délayée, fermentée. Cette pâte est ensuite étendue au rouleau et coupée en tablettes, que l'on soumet à la cuisson d'un four pendant vingt-cinq minutes. Le biscuit est très-dur et doit toujours être détrempé, avant de servir à l'alimentation.

Légumes. — Le procédé Masson (dessication et compression puissante) s'applique admirablement aux légumes. Ces conserves, plongées dans de l'eau à 45° pendant une demi-heure, reprennent toutes les qualités des légumes frais.

Altérations des aliments

Porc. — Certains aliments sont sujets à s'altérer et à contracter des propriétés toxiques. Les boudins, les saucisses, les jambons, ont parfois déterminé des accidents graves, mortels même, attribués, soit à un commencement de putréfaction, soit à la présence de moisissures.

Il est une affection parasitaire du porc qui a donné lieu à une maladie grave : la trichinose. Cette maladie est produite par des animalcules miscroscopiques qui se trouvent dans la viande du porc ; absorbés par l'homme, ils pullulent dans ses tissus, dans ses muscles et finissent par causer sa mort.

Une température de 100° suffit à tuer les trichines ; un examen microscopique révèle leur présence.

Les cysticerques du cochon peuvent communiquer le tœnia à l'homme.

Il faudra donc se méfier des viandes de charcuterie où la chair du porc est à l'état de crudité. La viande de cet animal devra toujours être examinée, avant de servir à l'alimentation, et subir ensuite une cuisson prolongée.

Lait. — Le lait de chèvres, de vaches, ayant brouté des herbes toxiques, a causé des empoisonnements.

Beurre, Œufs. — Le beurre rance, les œufs pourris sont souvent cause d'indigestions. L'odeur du beurre rance dénote son altération. La fraîcheur d'un œuf se reconnaît à sa transparence. Un moyen plus précis consiste à mettre l'œuf dans de l'eau salée (cent-vingt-cinq grammes de sel pour un litre d'eau) : s'il est frais, il tombe au fond, s'il est de la veille, il reste entre deux eaux, vieux de trois jours il surnage.

Poissons. — Des poissons d'espèces saines deviennent toxiques sous l'influence de causes inconnues. MM. Duchène et Chevalier prétendent qu'en se frottant les lèvres avec un morceau du foie d'un poisson, on reconnaît s'il est toxique : en ce cas, on éprouve aux lèvres une cuisson vive, suivie promptement de gonflement.

Moules. — L'ingestion de moules a parfois occasionné des empoisonnements, causés peut-être par le contact prolongé de ces animaux avec les coques de cuivre des navires.

Farine. — Différentes altérations de la farine proviennent :

1° De la présence de mélampyre ou rougelle des champs, qui résulte de ce que le blé a été mal criblé ;

2° De l'humidité des magasins, origine d'une fermentation qui enlève à la farine une partie de son gluten;

3° De la destruction exercée par les charençons et les blattes; leur présence est constatée à l'aide du microscope.

Falsifications

Les aliments falsifiés par l'homme, dans un but de lucre, sont nombreux ; nous ne parlerons ici que des falsifications les plus importantes : celles des farines, du lait, du sucre et du sel.

Farine. — La farine est l'objet de différentes falsifications; nous allons énumérer les principales :

1° L'addition de fécule de pomme de terre : pour reconnaître cette fraude, il suffit de séparer le gluten et de traiter par l'iode qui colore en bleu la fécule et trahit ainsi sa présence.

2° Le mélange avec la farine de féverolles : cette dernière produit, en présence de l'iode, une couleur chair, distincte de la couleur rose que donne la farine de froment pure, en présence du même réactif.

3° L'adjonction de sable, de poudre de cailloux blancs: on fait une solution de 20 grammes de cette farine dans 60 grammes d'eau froide ; on filtre et on pèse ; la poussière pierreuse restant sur le filtre en papier, la différence de poids fait connaître exactement la quantité de matière minérale ajoutée à la farine.

4° Le sulfate de chaux. mêlé à la farine, est révélé par l'analyse chimique : l'oxalate d'ammoniaque, l'eau de baryte, le précipitent.

Lait. — Le lait est généralement falsifié par une addition, plus ou moins considérable, d'eau et par une soustraction, plus ou moins forte, de crême. Différents instruments servent à dévoiler cette fraude : le lacto-densimètre, le crémomètre.

Sucre. — On ajoute souvent au sucre en poudre, de la fécule, de la farine; une pincée dans un verre d'eau fait découvrir la falsification : le sucre tombe au fond, la farine surnage.

HUILES. — Les huiles sont falsifiées avec des qualités inférieures.

SEL. — On joint au sel de la terre, du grés, du sable, du plâtre, du sel des soudes de varechs. Les expertises chimiques sont nécessaires pour mettre au jour ces falsifications.

Régime alimentaire

Par le régime, l'homme combine la quantité et la qualité des divers aliments qu'il ingère, de façon à réparer complétement les pertes qu'il subit, sans surcharger son tube digestif d'un fâcheux excédant de nourriture.

RATION NORMALE. — Il est difficile de fixer, d'une façon précise, la ration alimentaire nécessaire à un adulte. Elle varie avec le volume du corps, la constitution, la saison, le genre de vie : plus un homme travaille, plus il doit manger. Les professions qui exigent un déploiement de force, des efforts musculaires, demandent une réparation plus abondante que celles qui sont sédentaires. Dumas a établi un chiffre moyen de la dépense faite par un homme en vingt-quatre heures; d'après lui, nous perdons vingt grammes d'azote et nous brûlons trois cents grammes de carbone; nous avons donc besoin d'une égale quantité de matériaux nutritifs. Payen fixe la ration d'un homme sédentaire, à 12 gr. 51 d'azote et 264 grammes de carbone.

Les enfants ont besoin, en dehors des matériaux de réparation, d'une quantité supplémentaire de nourriture destinée à faire les frais de leur développement. Gasparin estime que pour suffire à cet excédant de dépense, il faudra le double d'azote et un sixième en plus de carbone, que dans la ration de l'adulte.

Théoriquement, l'homme pourrait subvenir à ses besoins à l'aide d'un seul aliment, pourvu qu'il fût complet, et à condition d'en absorber une quantité suffisante.

Pratiquement, ce genre d'alimentation ne présente pas les qualités nécessaires à l'entretien de la vie.

De nombreuses expériences sur les animaux, ont prouvé qu'un aliment quelconque, donné exclusivement, conduit rapidement à la mort. Cela s'explique par ce fait qu'il faudrait, par exemple, une énorme quantité de viande (3 kilog.) pour fournir le carbone nécessaire à notre entretien, et qu'on absorberait ainsi une quantité d'azote beaucoup trop considérable.

La ration du soldat français se compose, en temps de paix, de : pain de froment, pour repas, 750 grammes; pour soupe, 250 grammes; viande, 250 grammes; légumes, suivant les ressources. Elle correspond sensiblement aux chiffres proposés par Dumas. Mais il importe de remarquer qu'à l'âge des soldats, le développement n'est pas encore terminé, et que, d'autre part, ils se livrent journellement à de nombreux exercices. Telles sont, pour nous, les causes qui militeraient en faveur d'une augmentation de la ration de viande et de l'adjonction d'une boisson fermentée.

Dans les lycées, d'après l'arrêté ministériel du 1er septembre 1853, les élèves reçoivent en viande :

Les grands, 70 grammes par tête et par repas;

Les moyens, 60 grammes;

Les petits 50 grammes.

De plus, lorsque le repas se compose de deux plats de viande, les deux parts doivent peser un tiers en sus de ce poids.

Pour terminer ce qui a rapport à la ration normale, nous ajouterons que l'homme trouve en lui-même, en son appétit, en ses sensations, la plus sûre des règles. La sobriété seule doit lui être recommandée; l'usage habituel d'une nourriture trop abondante lui créerait des besoins factices.

Régime surabondant. — L'excès de nourriture produit sur l'organisme une action, qui se traduit extérieurement par un embonpoint exagéré, un visage fortement coloré.

L'homme qui se nourrit trop devient promptement phlétorique ; il est exposé aux congestions, aux hémorrhagies cérébrales. D'autre part, les produits de décomposition trop nombreux ne peuvent être complètement brûlés, faute d'oxygène, et au lieu de donner un résidu indifférent, l'urée, ils forment une combinaison nuisible, l'acide urique. De là, des concrétions d'acide urique dans la vessie, les reins (gravelle), dans les membres (goutte).

Régime insuffisant. — L'alimentation insuffisante produit une mortalité spéciale, dans les classes de la population qui en souffrent. La mortalité des pauvres est le double de celle des riches (Benoiston de Châteauneuf) ; le premier arrondissement de Paris (quartier riche) perd un habitant sur cinquante-deux, le douzième (quartier pauvre) un sur vingt-six (Becquerel).

Un régime insuffisant détermine promptement l'amaigrissement et l'anémie.

La diète absolue amène toujours la mort au bout d'un certain temps qui dépend de l'embonpoint, de la force et de la résistance vitale.

Les famines, enregistrées par l'histoire, ont coïncidé avec des mortalités effrayantes. Vingt ans après une année de mauvaise récolte, on constate une notable diminution dans le nombre des conscrits.

Régime animal. — Le régime animal, c'est-à-dire l'usage presque exclusif de substances alimentaires d'origine animale, augmente la soif, provoque une constipation habituelle ; la peau est toujours chaude, le pouls vif, fréquent : l'amaigrissement survient à la longue.

Régime végétal. — L'alimentation composée seulement de végétaux produit un relâchement intestinal ;

les digestions sont longues et pénibles, le sang s'appauvrit, les forces diminuent.

Régime mixte. — La combinaison d'aliments animaux et végétaux dans une proportion suffisante, est, à coup sûr. le meilleur des régimes et celui que devront adopter les personnes bien portantes ; en le subordonnant toutefois aux conditions suivantes.

1° Repas à heures fixes.

Une demie-heure après le lever : 1° repas composé de bouillon, lait ou chocolat, à sept heures et demie environ, pour réparer les pertes éprouvées pendant le sommeil ; vers dix heures et demie du matin, le déjeûner, précédé, s'il est possible, d'un exercice modéré qui ouvre l'appétit ; le dîner vers cinq heures et demie, trois ou quatre heures avant le coucher.

2° A chaque repas, on aura soin de mêler intimement les boissons aux aliments, en buvant souvent et à petites gorgées.

IVᵉ LEÇON

BOISSONS

Eaux potables et leurs caractères ; leurs altérations, moyens de les prévenir et de les corriger. — Conservation des eaux potables. — Boissons fermentées : vin, cidre, bière, spiritueux, liqueurs, café, thé.

L'eau est, de toutes les boissons, la plus saine et la plus salubre pour l'homme en bonne santé ; elle est, du reste, indispensable à l'entretien de la vie. Nous perdons, en effet, une quantité considérable d'eau par la perspiration pulmonaire, par l'exhalation cutanée et par les diverses sécrétions ; nous devons donc en absorber une quantité proportionnelle, pour maintenir l'équilibre organique.

Toutes les boissons en contiennent et concourent à cette réparation ; mais elles ont, en outre, une action plus ou moins stimulante, inutile à l'homme dans l'état de santé.

Une eau de bonne qualité, ingérée en quantité modérée, lorsque l'organisme la réclame par cette sensation spéciale que nous appelons soif, ne saurait, en aucun cas, être nuisible.

Une quantité trop considérable d'eau remplit, distend l'estomac, dilue le suc gastrique et peut provoquer des indigestions, surtout si on l'absorbe au moment même du repas. L'élimination de cette eau par une voie quelconque, les reins ou la peau, produira sur nous un effet débilitant, en entraînant au dehors des éléments organiques. Par contre, la privation d'eau serait funeste ; la suppression complète amènerait la mort.

QUALITÉS DES EAUX. — Les eaux participent aux qualités des terrains qu'elles ont parcourus ; elles y dissolvent des matières minérales, des sucs végétaux ; elles se chargent de substances végétales et animales.

SOURCES. — Les eaux des sources, prises à leur origine, sont préférables aux mêmes eaux après un certain parcours ; provenant de montagnes, de lieux élevés, elles valent mieux que les eaux des plaines.

RIVIÈRES. — Les rivières d'eau courante, à lit pierreux ou sablonneux, fournissent une eau bonne et salubre, mais qui présente l'inconvénient d'être chaude en été et glaciale en hiver.

PLUIE. — L'eau de pluie est la plus pure, à condition d'être recueillie en un endroit découvert, en rase campagne ou en pleine mer, et quelque temps après le commencement de l'averse, car les premières ondées entraînent les poussières atmosphériques. Comme eau potable, elle est insuffisante, ne contenant pas de matières salines.

EAU DE NEIGE. — L'eau résultant de la fonte de la neige est une boisson malsaine et lourde, à laquelle on a attribué la production du goître.

EAU DE GLACE. — La glace fondue donne de l'eau pure, mais indigeste à cause de la quantité insuffisante de matières salines qu'elle tient en dissolution : à Terre-Neuve, où l'on n'a pas d'autre ressource, elle cause fréquemment des engorgements glanduleux du cou. On l'améliore en la battant à l'air avec des verges.

EAU DISTILLÉE. — Elle est utilisée en mer où l'on n'a, en dehors des approvisionnements, que l'eau salée impropre à servir de boisson : en distillant l'eau de mer, on obtient une eau pure, dans laquelle on incorpore de l'air par le battage. Fonssagrives propose de la rendre tout à fait bonne, en y ajoutant les matières salines contenues dans les eaux de rivières, soit pour cent litres :

Chlorure de sodium	4gr. 8
Sulfate de soude	3, 4
Bicarbonate de chaux	8, 0
Carbonate de soude	14, 0
Carbonate de magnésie	6, 0

PUITS. — Les eaux de puits sont peu salubres et d'une saveur dure ; elles contiennent généralement du sulfate de chaux en forte proportion.

Eaux potables et leurs caractères

L'eau potable est légère, limpide et bien aérée ; son ébullition ne produit ni trouble, ni dépôt ; le savon s'y dissout sans former de grumeaux ; les légumes et la viande y cuisent sans se durcir.

ODEUR, SAVEUR, COULEUR. — Elle ne doit présenter ni odeur, ni saveur, ni couleur, car elle révèlerait, par cela même, la présence de matières organiques ou de matières minérales, en proportion exagérée.

TEMPÉRATURE.— L'eau doit être fraîche en été, douce en hiver. L'eau froide, en hiver, comme celle qu'on obtient par la fonte de la glace, de la neige, augmente la réfrigération générale : Larrey a vu l'usage de cette eau hâter la congélation, dans la retraite de Russie. L'ingestion d'eau froide, lorsque le corps est en sueur, peut produire de graves indispositions. Dans ce cas, il est prudent de mêler à l'eau quelques gouttes d'eau-de-vie, un peu de vin..... Si l'on a rien à sa portée, on devra, du moins, s'y tremper les mains, les poignets, la face même, et ne l'absorber que par petites gorgées, en ayant soin de la garder un instant dans la bouche. Lorsque l'ingestion d'une boisson glacée aura produit une gène, un malaise, on y remédiera en absorbant une boisson chaude : thé, vin chaud...

L'eau tiède, en été, pousse à la transpiration et ne désaltère pas.

L'eau chaude, prise en grande quantité, détermine le vomissement. Il est bon de s'en souvenir quand on redoute un empoisonnement, une indigestion, par un aliment gâté ou altéré.

Composition chimique.— L'eau potable doit contenir, en dehors de ses principes constitutifs, oxygène et hydrogène, différentes matières qui sont :

1° De l'air plus oxygéné que l'air atmosphérique ;

2° De l'acide carbonique ;

3° Du chlorure de sodium ;

4° Du carbonate de chaux ;

5° Des traces d'iodures.

Par son oxygène, son chlorure de sodium, son carbonate de chaux, l'eau potable concoure à la nutrition générale, par ses iodures elle exerce une action salutaire, tonique, sur l'organisme : l'absence absolue d'iode, dans les eaux de certains pays, a été considérée comme la cause d'une maladie endémique, le goître.

Altérations. — 1° La présence dans l'eau d'une proportion exagérée de sulfate de chaux la rend lourde, difficile à digérer. et donne naissance à des constipations opiniâtres. L'eau, ainsi altérée par son trajet au travers de terrains séléniteux, ne dissout pas le savon et durcit les légumes sans les cuire.

2° Les matières organiques, végétales ou animales, se rencontrent particulièrement dans les eaux de rivières; les rivières des grandes villes en sont surtout chargées. Ces matières enlèvent à l'eau une partie de son oxygène; de plus, leur décomposition détermine la production d'acide sulfhydrique, qui est toxique.

Souvent la présence de ces matières est révélée par l'odorat; mais, la plupart du temps, l'analyse chimique doit intervenir pour en constater l'existence : c'est l'ammoniaque, produit de la décomposition putride, que l'on recherche dans ce cas.

3° Les sels de plomb, que les conduits, les réservoirs, les toitures, fournissent à l'eau, ne peuvent être découverts qu'à l'aide de réactifs chimiques.

MOYENS DE PRÉVENIR CES ALTÉRATIONS. — L'eau, emmagasinée dans des réservoirs en maçonnerie, conservera sa pureté et sa fraîcheur. Les conduits devront être en fonte, de préférence à toute autre substance ; le seul inconvénient qu'ils présenteront sera la formation de tubercules ferrugineux : un enduit interne de ciment hydraulique de Vicat empêchera cette formation. Pour remédier au dépôt de sels calcaires, on aura recours, de temps à autre, à un lavage à l'acide chlorhydrique dilué.

Les conduits en plomb doivent toujours être rejetés. en raison des dangers qu'ils présentent (empoisonnements).

Pour garantir des impuretés l'eau des rivières traversant les villes, l'hygiène publique interdira l'établissement d'ateliers de corroyeurs, de teinturiers, d'usines à produits délétères, en amont de ces villes.

MOYEN DE LES CORRIGER. — Les eaux, chargées de sulfate de chaux, seront purifiées par l'ébullition : l'excès d'acide carbonique, employé à dissoudre les sels calcaires, se dégage et les sels se précipitent. Il suffira ensuite de décanter et d'aérer par le battage.

L'eau, altérée par les matières organiques, ne peut être purifiée que par une filtration bien faite : on utilise pour cet usage des vases faits à l'aide de pierres filtrantes, ou des filtres contenant une couche de charbon. Les soldats en campagne improviseront des filtres, à l'aide de tonneaux, dans lesquels ils disposeront des couches alternatives de sable, de craie et de charbon. En cas d'urgence, on remplace ces matériaux par de la paille hâchée, une couverture de laine....

L'eau peu salubre peut être corrigée par l'addition

d'une petite quantité de vinaigre ou mieux encore d'eau-de-vie ou de café.

CONSERVATION DES EAUX POTABLES. — Les eaux potables, destinées aux besoins des particuliers, pourront être placées dans des fontaines filtrantes : des nettoyages fréquents des filtres, une exposition à l'air libre, dans un endroit frais, loin des éviers, des latrines. seront des précautions suffisantes à assurer la conservation de l'eau.

Sa fraîcheur, en été, sera obtenue à l'aide de vases poreux (alcarazas).

Les eaux destinées à une caserne, à un collége, seront reçues soit dans des réservoirs en maçonnerie, où un courant continu les renouvellera constamment, soit dans des citernes bien construites et souvent nettoyées. Une ventilation, une exposition convenable, leur conserveront leur fraîcheur et leur pureté.

De nombreuses fontaines filtrantes seront employées à clarifier l'eau destinée à servir de boisson.

Boissons fermentées : vin

Le vin est le produit de la fermentation du jus du raisin. Il contient de l'eau, de l'alcool, du sucre, de la gomme ; des acides acétique, tannique, carbonique ; des sels de potasse, de chaux, de soude; de l'éther œnanthique qui lui donne le bouquet ; enfin des matières colorantes et extractives.

Les proportions de ces éléments varient entre les différentes espèces de vin :

1° Les vins spiritueux sont caractérisés par la forte proportion d'alcool qu'on y trouve. Tels sont le Frontignan, le Lunel, le Malvoisie, le Madère et le Xérès.

La quantité d'alcool, que renferment ces vins, oscille entre 11 et 24 pour cent.

Ils sont chauds, stimulants, et montent rapidement à

la tête : il est prudent d'en boire peu et de les étendre d'eau.

2° Les vins astringents sont ceux de Bordeaux, de Languedoc, de Roussillon, de Bourgogne.

Ils sont légèrement âpres lorsqu'ils sont jeunes, mais ils perdent cette saveur avec l'âge, pour prendre le parfum délicat qui en fait le prix.

Les vins de Bordeaux, sont toniques, fortifiants et conviennent aux malades, aux convalescents.

Les vins de Bourgogne sont plus excitants ; ce sont des vins de personnes bien portantes.

Les vins du Rhin sont légèrement acides et sont mal supportés par les estomacs délicats.

3° Les vins acides de l'Est, du Nord de la France, des environs de Paris, sont aussi mauvais que possible ; on les corrige souvent par le mélange avec des vins du Midi, du Roussillon, par exemple : ils fatiguent l'estomac et le gâtent à la longue.

4° Les vins mousseux, le champagne, le vin d'Anjou, sont très-stimulants ; leur action se porte particulièrement sur le cerveau, qu'ils excitent pour un instant.

ALTÉRATIONS. — Les vins sont sujets à des altérations diverses :

1° La pousse ou fermentation tumultueuse qui, parfois, fait éclater les tonneaux : on l'arrête par l'addition d'un millième d'un sulfite de chaux.

2° Le développement d'un excès d'acide qui rend le vin aigre : on y remédie par l'adjonction de tartrate neutre de potasse.

3° Les vins blancs tournent au gras, c'est-à-dire qu'ils deviennent visqueux : le tannin, les fruits qui en contiennent (sorbes), guérissent cette altération.

4° Un excès naturel de tannin donne lieu à l'astringence : le collage, à l'aide quatre ou cinq blancs d'œufs, battus dans l'eau, adoucit la saveur du vin.

5° L'amertume due à une fermentation excessive se corrige par le mélange avec un vin plus jeune.

6° Le développement de moisissures amène le goût de fût. Dans ce cas, on changera le vin de pièce et on l'agitera avec cinquante ou soixante grammes d'huile d'olive fraîche.

SOPHISTICATIONS. — Les plus fréquentes sophistications des vins sont :

1° Le mélange de vins de crûs différents ;

2° L'addition d'eau ;

3° L'addition d'alcool ;

4° L'addition de matières colorantes.

Les mélanges de crûs sont reconnus par les dégustateurs.

Les additions d'alcool, d'eau, ne peuvent être constatées que par une analyse minutieuse.

Les matières colorantes, employées d'habitude, sont les bois des Indes et de Fernambouc, le tournesol, les mûres, le coquelicot. Orfila a donné des moyens chimiques de reconnaître ces fraudes.

Devergie prétend que tous les vins qui, traités par la potasse, donnent des précipités bleus, violets ou roses, doivent être soupçonnés de colorations artificielles.

La litharge, employée à l'adoucissement des vins aigres, a produit parfois de sérieux empoisonnements.

RÔLE HYGIÉNIQUE. — Le vin agit sur l'économie en imprimant une activité plus grande à la circulation. en stimulant le système nerveux ; par cette double action, il forme un excellent tonique, propre à relever les forces des convalescents, à améliorer les tempéraments lymphatiques. Il produit sur le cerveau une excitation légère, favorable aux opérations de l'esprit, aux compositions littéraires, par exemple. Il corrige les qualités mauvaises de l'eau et prépare l'organisme à supporter les intempéries de l'air. De plus, par son sucre, par l'azote et les sels qu'il contient, il nous alimente.

Le vin doit être étendu d'eau ; son usage habituel, à l'état pur, prédispose aux maladies calculeuses. Pris en excès, le vin cause l'ivresse, dont nous parlerons plus tard.

Cidre

Le cidre est le produit de la fermentation du jus de la pomme. Préparé avec des fruits arrivés à parfaite maturité, il constitue une boisson agréable ; il renferme un peu d'alcool et une proportion considérable d'acides divers.

Son usage quotidien est fréquemment la cause de diarrhées, de dysenteries ; une longue habitude peut seule rendre cette boisson inoffensive.

Sa fermentation acide est corrigée par l'addition de carbonate de chaux.

Poiré

Le poiré, résultat de la fermentation du jus de la poire, est plus alcoolique et moins acide que le cidre. L'ingestion d'une abondante quantité de poiré détermine l'ivresse.

A doses modérées, il est moins irritant pour le tube digestif que le cidre, et, pour cette raison, il nous semble préférable.

Bière

La bière, produit de la fermentation d'orge germé et de houblon, remplace convenablement le vin dans les pays où la vigne n'est pas cultivée.

Elle contient des principes nutritifs en quantité notable : Payen y trouve quarante-huit grammes, par litre, de matières aussi nutritives que le pain. Aussi n'est-il pas étonnant de voir l'embonpoint considérable des buveurs de bière.

C'est une boisson agréable, aromatique, qui calme la soif, en même temps qu'elle stimule légèrement l'estomac.

Les bières sont distinguées en fortes et faibles, suivant la proportion d'alcool qu'elles contiennent. Les bières faibles sont mieux supportées que les fortes et déterminent moins facilement l'ivresse.

La bière a été falsifiée par le remplacement :

1° du houblon, par la gentiane ;

2° de l'orge par le sirop de fécule.

L'usage journalier de la bière entre les repas est aussi mauvais que possible ; il détermine des gastrites, des hépatites (1), la goutte...

Spiritueux, Liqueurs

L'eau-de-vie provient de la distillation de substances sucrées ou féculentes : vins, cidres, marcs de raisins, grains, pommes de terre, betteraves...

Elle contient environ cinquante pour cent d'alcool.

Les différentes liqueurs ont également pour base l'alcool ; elles sont parfumées à l'aide d'aromates.

ALTÉRATIONS et FALSIFICATIONS. — Les eaux-de-vie sont souvent falsifiées par le poivre, la stramoine, destinés à leur donner de la force.

Dans ce cas, la concentration de l'eau-de-vie permet de reconnaître la saveur âcre de ces ingrédients. L'eau de laurier-cerise, ajoutée pour améliorer la saveur, le cuivre résultant de la distillation dans des vases de ce métal, ajoutent encore aux dangers de l'eau-de-vie.

L'absinthe est parfois colorée avec le sulfate de cuivre, qui est un violent poison.

USAGE, EXCÈS.— L'eau-de-vie est une boisson stimulante qui monte promptement à la tête. A petites doses,

(1) On désigne sous le nom d'hépatite, l'inflammation du foie.

additionnée d'eau. elle constitue un bon tonique; ajoutée à l'eau, elle en corrige les défauts et remplace le vin dans des cas exceptionnels.

Après l'absorption d'une liqueur alcoolique, vin, bière ou eau-de-vie, le visage rougit, les yeux brillent, la circulation, la respiration, sont plus rapides ; l'énergie musculaire augmente, l'intelligence est plus vive, plus brillante, on se sent plus à l'aise, on brave impunément les rigueurs de l'atmosphère. A cette excitation générale succède, au bout d'un certain temps, un affaissement momentané, un sommeil profond.

Si l'on a dépassé la mesure, on tombe dans l'ivresse : la face se congestionne, les yeux s'éteignent, la démarche s'embarrasse, la parole est hésitante ; le caractère lui-même change, les gens taciturnes deviennent bavards, les hommes paisibles et calmes sont alors violents et querelleurs ; bientôt un sommeil invincible survient. Le réveil de l'ivrogne le trouve pâle, courbaturé, harassé de fatigue.

Ivrognerie, Alcoolisme

L'usage habituel, journalier, de l'eau-de-vie ou des liqueurs, est la source de dangers graves : l'appétit ne tarde pas à diminuer, l'estomac s'altère, la nutrition intime s'opère mal et une modification profonde de l'organisme se produit : la dégénérescence graisseuse, c'est-à-dire la transformation en graisse, envahit tous nos viscères ; le foie, les reins, le cœur, les vaisseaux sont atteints.

Dans ces conditions, une maladie, légère pour tout autre, devient mortelle pour l'ivrogne; une affection quelconque peut déterminer chez lui l'invasion d'une des formes morbides que revêt l'alcoolisme.

Aussi voyons-nous les épidémies frapper de préférence les ivrognes, dont l'organisme débilité offre toujours prise à la maladie.

En Angleterre, cinquante mille personnes sont tuées chaque année par ce terrible fléau : la moitié des aliénés, le tiers des pauvres, les trois quarts des criminels, se trouvent parmi ces malheureux.

La dégradation morale marche parallèlement à la dégradation physique : la mémoire, le jugement, partent les premiers ; bientôt l'âme de l'ivrogne se ferme à tous les sentiments généreux ; les idées de patrie, d'honneur, de famille, ne trouvent plus d'échos en lui ; il devient lâche, mou, égoïste ; son unique pensée, son seul souci, est la satisfaction de son vice honteux.

L'ivrogne n'est pas seul victime de son hideux penchant : il procrée des enfants idiots, crétins, épileptiques; il leur donne l'exemple de l'immoralité, de la violence, il les élève à son image.

L'ivrognerie est une calamité sociale ; son envahissement dans une nation produit la décadence, l'abâtardissement. On s'est vivement préoccupé de trouver des moyens d'arrêter cette passion dans son terrible développement ; différents remèdes ont été préconisés : les uns visent à la guérison de l'individu, les autres essayent d'empêcher la propagation du fléau.

Les premiers sont peu efficaces, l'ivrognerie étant presque incurable ; on a essayé d'un singulier moyen, consistant à mêler de l'alcool à tous les aliments de l'ivrogne, à sa viande, à son pain, à ses légumes ; à en répandre sur son parquet, dans l'eau où il se lave ; on voulait ainsi produire un dégoût violent, capable d'éloigner à tout jamais le désir de boire. Peut-être parfois a-t-on réussi ? Nous l'ignorons, mais ce remède nous paraît fort dangereux et très-capable de hâter l'éclosion d'accidents alcooliques.

Les moyens du deuxième ordre, œuvres des sociétés de tempérance, agissent sur le moral : l'instruction, la moralisation des classes pauvres, en les mettant à même de se procurer d'autres jouissances, contribuent à les écarter du vice.

La législation militaire, en cessant de considérer l'ivresse comme une circonstance atténuante, en la réprimant sévèrement, participe aux efforts tentés dans ce sens.

La législation civile punit actuellement l'ivresse comme un délit.

Peut-être, à côté de ces mesures de rigueur, conviendrait-il d'en employer d'autres. La réduction des impôts sur le vin permettrait aux classes ouvrières de remplacer, dans leurs habitudes, l'alcool par le vin ; ce serait là une substitution salutaire, le vin ne déterminant jamais des accidents aussi graves que l'eau-de-vie, à moins d'être ingéré en énorme quantité.

La distribution aux soldats d'une boisson distillée réglementaire serait, croyons-nous, un excellent moyen de diminuer l'ivrognerie, beaucoup moins fréquente, du reste, qu'on ne le croit, dans l'armée.

Café

Le café se prépare par l'infusion des graines torréfiées du fruit du caféier. Cette boisson, usitée en Orient depuis le IXe siècle, a pénétré en France seulement sous Louis XIV.

C'est une boisson salubre, d'un arôme fort agréable. Elle est habituellement prise après le repas, additionnée de quelques morceaux de sucre ; elle facilite la digestion par l'appel considérable de suc gastrique qu'elle détermine, tant par elle-même que par le sucre qu'elle contient. L'habitude de prendre du café devient un besoin impérieux ; sa suppression cause des maux de tête violents.

Le café stimule le cerveau, favorise le travail de l'esprit. Il provoque l'insomnie ; les personnes nerveuses, trop vivement excitées par lui, devront s'en abstenir.

Cette boisson nous aide puissamment à supporter la température élevée des climats chauds ; elle rend en

Afrique des services journaliers aux soldats de l'armée d'occupation.

L'ingestion de café nous garantit aussi des effets pernicieux d'une atmosphère froide et humide. Les habitants des pays marécageux en prennent avec avantage le matin, avant de sortir de leurs habitations.

Le café possède, en outre, des qualités nutritives ; il contient des substances azotées, des sels; le sucre, qu'on y ajoute, en fait un aliment complet. Il exerce, à ce point de vue, une action remarquable sur l'organisme: il diminue le besoin d'aliments et retarde le travail de dénutrition ; les mineurs d'Anzin supportent leur travail pénible, en se sustentant par un seul repas, grâce au café qu'ils absorbent le matin, avant de descendre dans la fosse.

Dans l'alimentation du soldat en campagne, le café joue un rôle important : préparé le matin, à l'état d'infusion faible dans laquelle on trempe le pain, il rend moins pénible l'attente du repas. Les médecins militaires ont eu maintes fois à constater les avantages de cette boisson ; il est à regretter que son usage en temps de paix ne soit pas rendu réglementaire.

Les nombreuses falsifications du café seront prévenues par l'achat en graines, que l'on aura soin toutefois de goûter.

Thé

Le thé, boisson obtenue par l'infusion des feuilles d'un arbrisseau originaire de Chine, contient une notable quantité de matières azotées.

On prépare l'infusion en versant sur les feuilles de l'eau bouillante ; au bout de sept ou huit minutes, la liqueur est faite ; un temps plus long lui donnerait une saveur astringente.

Cette boisson, chaude et sucrée, est nourrissante et

digestive ; elle stimule légèrement le cerveau et favorise le travail des sécrétions.

A doses fréquentes et élevées, elle provoque l'engourdissement cérébral, elle endort ; à la longue elle altére l'estomac et cause des gastrites.

Il est bon de prendre le thé deux ou trois heures après le repas ; pris très-chaud et avant le coucher, il amène la sudation.

Boissons acidulées

Ces boissons sont nombreuses : l'orangeade, la limonade, le sirop de groseilles, etc... A petites doses, elles sont indifférentes et n'ont aucune qualité mauvaise.

Absorbées en grande quantité, elles déterminent la diarrhée.

Dans les fortes chaleurs de l'été, il sera préférable de prendre de l'eau sucrée, additionnée d'un peu de rhum ou d'eau-de-vie.

L'eau de Seltz produit, par son acide carbonique, une stimulation assez vive sur l'estomac : elle est utile dans les cas d'inappétence, d'embarras gastrique ; en outre, elle arrête les vomissements.

Ve LECON

Hygiène des sens : veille et sommeil. — Travaux intellectuels et manuels.

Les sens sont destinés à mettre l'homme en rapport avec les objets extérieurs ; ils veillent à la conservation de l'individu et se prêtent un appui mutuel pour donner à l'esprit des notions exactes. Néanmoins l'acte spécial de chaque sens ne peut être accompli que par lui : le toucher reconnaît la forme et la température des corps, le goût leur saveur, l'odorat leur odeur, la vue leur couleur et l'ouïe les sons qu'ils rendent.

Lorsqu'une impression extérieure agit sur un de nos sens, elle est transmise, par l'intermédiaire des nerfs. au centre nerveux, le cerveau, qui la perçoit et l'apprécie. C'est là, dans cet organe central, comme le dit Cuvier. que toutes les sensations prennent une forme distincte, en y laissant des traces et des souvenirs durables, qui deviennent les matériaux de nos jugements et de nos déterminations.

Du Tact

Le tact est le sens qui nous permet d'apprécier la forme, le degré de solidité. la température des objets extérieurs.

Il a pour siége la surface du corps, la peau. Cependant il est certaines parties de la surface du corps, qui, par leur forme, leur mobilité qui leur permet d'embrasser les objets, le grand nombre de filets nerveux qui s'y ramifient, sont les organes spéciaux du tact actif, du toucher : ce sont les mains. La peau se compose de deux couches distinctes : l'épiderme. sorte de vernis superficiel qui recouvre le derme, couche feutrée, élastique. Les nerfs venant des organes internes traversent le derme et s'étalent à sa surface; l'épiderme seul les protége contre les agents extérieurs.

L'élasticité du derme, augmentée par le tissu graisseux situé sous lui, permet aux objets externes de s'appliquer sur les extrémités nerveuses, sur les papilles, sans les meurtrir, sans les paralyser ; la finesse de l'épiderme permet aux papilles de recevoir des impressions précises, et enfin l'exquise sensibilité de ces dernières assure la netteté de la sensation. L'hygiène doit donc veiller à l'entretien de ces trois parties de la peau.

L'impressionabilité des papilles nerveuses, tient en partie, à leur stimulation par le sang : les vêtements serrés à l'épaule, au poignet. les gants, en gênant la circulation, amoindrissent la finesse des impressions ; les engelures produisent un engorgement qui a les mêmes conséquences.

L'intégrité des sécrétions cutanées assure la souplesse et l'élasticité du derme.

La trop grande ténuité de l'épiderme rend le contact des objets douloureux : les lavages trop fréquents, l'immersion prolongée des mains dans un liquide alcalin (lessiveuses), provoquent cet amincissement de la couche épidermique. Par contre, l'épaississement de l'épiderme. la callosité des mains, obscurcit les impressions ; on l'observe souvent à un degré très-élevé chez certains ouvriers, chez les paysans : ces hommes peuvent prendre un charbon ardent dans leurs mains et l'y conserver quelque temps sans se brûler.

La culture et l'habitude donnent au toucher une finesse considérable : les aveugles lisent en promenant leurs doigts sur des lettres en relief. Avec l'âge ce sens s'affaiblit, la peau du vieillard sèche et racornie se prête peu à un toucher délicat. L'hygiène ne peut ici que prescrire la mesure : la main calleuse aussi bien que la main pâle et transparente sont deux extrêmes à éviter.

Du Goût

Le sens du goût s'exerce par la langue et une partie de l'arrière-bouche. La salive est nécessaire à la gustation des corps solides.

Le goût nous sert à apprécier une propriété que possèdent un grand nombre de corps : la saveur.

Le goût se perfectionne à mesure que le corps se développe ; la vieillesse, loin de l'amoindrir, ajoute encore à sa délicatesse.

Les saveurs ne peuvent être divisées sous le rapport de la qualité, vu la grande variété des impressions qu'elles causent : telle saveur nous est agréable, qui révolte le goût de telle autre personne.

L'hygiène de ce sens veillera d'abord à l'intégrité de l'orifice buccal, qui en est le siége.

On assurera cette intégrité par les soins de propreté les plus minutieux. L'habitude de fumer, de mâcher du tabac, de même que l'usage d'une nourriture fortement épicée, émousseront peu à peu la sensibilité gustative. Les parents imprudents qui font absorber aux enfants en bas âge des mets destinés aux grandes personnes, indépendamment des risques d'indigestion qu'ils leur font encourir, peuvent déterminer l'amoindrissement du sens du goût.

La culture ici, comme pour tous les sens, peut produire une exquise sensibilité : les dégustateurs de vins en sont un exemple.

De l'Odorat

L'odorat a pour siége la cavité nasale, tapissée par une membrane muqueuse, qui forme de nombreux replis dans les anfractuosités osseuses de cette région. Cette muqueuse reçoit les ramifications du nerf olfactif, chargé de recevoir l'impression de l'odeur. L'air attiré à travers le nez par l'inspiration, y entraîne les particules odorantes des corps, qui se fixent sur la membrane muqueuse toujours humide ; les extrémités nerveuses perçoivent alors l'impression et la transmettent au cerveau.

Le sens de l'odorat est le premier explorateur des aliments; parfait chez différents animaux, il leur donne des indications très-nettes. Bien que les avertissements qu'il fournit à l'homme soient moins précis, il n'en est pas moins vrai qu'ils doivent être écoutés : aucun aliment fétide, suivant Haller, ne peut être sain.

L'odorat nous avertit efficacement des qualités nuisibles de l'air, de sa viciation : tout le monde a senti l'odeur fade que l'on perçoit en entrant dans les salles de malades. Il donne au médecin des notions précieuses dans certains cas.

Les règles hygiéniques sont ici les mêmes que pour le goût ; les odeurs vives, souvent perçues, amoindriront la délicatesse de l'odorat : les coiffeurs, par exemple, perdent la sensibilité de l'olfaction.

Tabac

Les deux sens dont nous venons de parler ont un ennemi puissant dans le tabac.

Le tabac, feuille de la plante nommée nicotiana tabacum et envoyée en Espagne à l'état de graine, en 1518, par Cortez, fut introduit dans notre pays par Nicot, ambassadeur français en Portugal.

Le tabac se fume, se prise et se chique ;

1° Fumé, il produit, les premières fois, une ivresse particulière, caractérisée par des céphalalgies, des nausées, des vomissements. L'habitude fait disparaître ces premiers accidents, mais elle en détermine d'autres, en même temps qu'elle devient un besoin impérieux : le fumeur invétéré ne peut plus rien faire sans sa pipe ; pour travailler, pour digérer, pour aller à la garde-robe, il lui est nécessaire de fumer. En outre, l'usage quotidien du tabac, produit des accidents généraux, dont nous dirons quelques mots plus loin ; on lui a attribué l'origine du cancroïde (1) des lèvres (Roux, Buisson).

2° En prise, le tabac excite vivement la muqueuse olfactive, provoque une hypersécrétion de mucus nasal. A la longue, il dessèche la muqueuse et tarit sa sécrétion.

C'est une habitude malpropre et répugnante ; parfois, cependant, la prise a été conseillée pour opérer une révulsion, dans les cas d'ophtalmies et de maux de tête rebelles.

3° La chique est composée par des feuilles de tabac, roulées en cordes et coupées en petits morceaux. Un de ces fragments, introduit dans la bouche et logé entre l'arcade dentaire et la joue, entretient la sensation que l'on recherche. La sécrétion incessante de la salive, la fétidité de l'haleine, des pharyngites, des gastrites mêmes, sont les conséquences de cette habitude.

Sans aller aussi loin que quelques médecins, qui attribuent à l'usage du tabac, les paralysies progressives sans lésions nerveuses (Fleury), l'angine de poitrine (2) (Beau), une variété d'amaurose (3) (Sickel), nous pensons qu'il détermine généralement un état fongueux des gencives, une pharyngo-amygdalite (4) chronique et enfin des altérations profondes de l'estomac. C'est donc une habitude fâcheuse que l'hygiéniste ne saurait trop proscrire.

---

(1) Tumeur de mauvaise nature.

(2) L'angine de poitrine est une maladie nerveuse, caractérisée par une douleur violente au niveau du creux épigastrique.

(3) L'amaurose est la perte de la vue.

(4) Inflammation du pharynx et des amygdales.

De l'Ouïe

L'ouïe est le sens qui nous permet de percevoir les sons.

Les ondes sonores, recueillies par l'entonnoir formé par la conque ou pavillon de l'oreille, mettent en vibration la membrane du tympan ; cette membrane communique ses vibrations à une chaîne, formée de petits os et tendue au travers de l'oreille moyenne ; l'air, introduit dans cette cavité par un canal aboutissant dans l'arrière-bouche, la trompe d'Eustache, vibre à l'unisson ; grâce à ces intermédiaires, le mouvement se propage jusqu'à l'oreille interne par l'ébranlement des membranes qui ferment ses ouvertures : fenêtres ronde et ovale ; de cette façon, les dernières ramifications du nerf acoustique, baignées dans le liquide des canaux semi-circulaires, perçoivent les vibrations et transmettent la sensation au cerveau.

L'absence de sons, le silence prolongé, pourrait, à la longue, émousser la sensibilité auditive ; le silence momentané repose et facilite le travail de l'esprit.

Les sons trop éclatants, tels que le bruit du canon, l'explosion des mines, peuvent occasionner des lésions graves de l'oreille, la rupture du tympan, par exemple.

La combinaison harmonique des sons, la musique, exerce sur l'homme une impression profonde, tour à tour triste ou gaie, calmante ou entraînante, suivant l'esprit de la composition.

Les chants, entonnés par les soldats en marche, accélèrent le pas, raniment les retardataires et abrègent l'étape ; c'est aux accords de la musique, aux accents d'un chant patriotique, que les soldats marchent au feu. Par contre, la douce chanson de la mère calme les cris de l'enfant. La musique facile, mélodieuse, des maîtres italiens, parle à tous les esprits ; à part quelques réfractaires, tous la comprennent et l'apprécient. La musique allemande demande pour être goûtée une certaine culture musicale, mais alors, elle pousse à la rêverie, elle est la source d'émotions puissantes. Certaine musique moderne, œuvre de décadence, a tout au plus le privilège de dérider ses auditeurs.

On a voulu essayer l'influence de la musique sur les aliénés, sur différents malades ; cette question n'est pas encore résolue.

La sécrétion du canal auditif externe, le cérumen est destiné à arrêter les poussières atmosphériques. avant leur pénétration jusqu'au tympan. Il peut, en s'agglomérant, former avec les débris d'épiderme et les poussières de l'air, un magma qui obstrue l'oreille et produit la surdité. Dans ce cas, un peu d'huile d'amandes douces ramollira la masse cérumineuse, qu'une injection d'eau tiède entraînera ensuite. D'autrefois, une intervention chirurgicale sera nécessaire, soit pour l'ablation de cette masse durcie, soit pour extraire des corps étrangers accidentellement introduits dans l'oreille, des insectes, par exemple. Les cheveux flottants, les coiffures qui recouvrent les oreilles, exposent à des accidents inflammatoires, en nous rendant trop sensibles à l'action du froid. L'immersion dans un bain froid présente les mêmes inconvénients, si l'on a pas soin de se mettre un tampon de coton huilé dans le méat auditif externe. Cette précaution protégera aussi les artilleurs contre les déflagrations violentes, les ouvriers des usines métallurgiques contre le vacarme assourdissant qui règne dans ces établissements.

L'ouïe des nouveaux-nés, des malades, des convalescents, demande des ménagements constants.

Les vieillards suppléeront à l'obscurité de leurs sensations auditives, par l'usage de cornets acoustiques.

De la Vue

La vue est le sens qui nous fait apprécier la forme.

la couleur et l'éloignement des corps extérieurs. La lumière est nécessaire à l'exercice de la vue.

De tout corps éclairé partent des rayons lumineux : ces rayons pénétrent dans l'intérieur de l'œil par l'ouverture pupillaire, après avoir traversé le cornée transparente et l'humeur aqueuse ; ils rencontrent alors le cristallin, lentille biconvexe, qui les réfracte et arrivent. au delà de l'humeur vitrée, sur la rétine. où ils forment une image nette et renversée de l'objet dont ils émanent. La rétine est l'épanouissement du nerf optique ; elle reçoit l'impression visuelle que le nerf transmet au cerveau.

Les lumières trop éclatantes (le soleil), produisent, chez les imprudents qui les fixent, un éblouissement passager; une persistance plus grande de cette impression peut amener la cécité.

L'impression habituelle d'une lumière vive, chez les ouvriers en métallurgie, les horlogers, les bijoutiers, les graveurs, les dessinateurs, produit d'abord des inflammations des différentes parties de l'œil, et enfin, un affaiblissement notable de la vision.

Les sables d'Afrique violemment éclairés, les maisons d'un blanc éclatant, de même que la réverbération du soleil sur la neige, produisent l'ophtalmie chez les voyageurs.

L'œil, du reste, résiste dans une certaine mesure aux inégalités de lumière : en présence d'une lumière vive, l'ouverture pupillaire se rétrécit, pour ne laisser entrer que le moins possible de rayons lumineux; dans l'obscurité, au contraire, elle se dilate pour les recueillir.

Les couleurs diverses agissent de différentes façons sur l'œil : les unes reposent la vue, le vert, le bleu, d'autres l'irritent, le jaune, le rouge.

Il est un vice de conformation de l'œil, qu'on rencontre souvent chez le jeune homme ; c'est la trop grande convexité du globe oculaire, d'où résulte la myopie : le myope voit nettement de près et confusément de loin. La myopie est congénitale ou acquise : dans l'un et l'autre cas, aussitôt que l'on s'apercevra qu'un enfant est myope, il faudra exercer sa vue à voir à de longues distances. en même temps qu'on empêchera qu'il ne se fatigue à des lectures inutiles. Plus tard, si la myopie persiste, l'usage des verres bi-concaves y remédiera. Il faudra se souvenir que la myopie diminue avec l'âge et par conséquent favoriser cette amélioration naturelle, par l'usage de verres moins forts, d'année en année. L'usage de verres de numéros de plus en plus forts aménerait presque à la cécité.

La presbytie est le plus fréquemment une conséquence de l'âge : le presbyte voit bien les objets éloignés et mal ceux qui sont rapprochés de lui. Les verres bi-convexes corrigent ce défaut.

La vue de l'enfant devra être précieusement ménagée; pour ce sens, comme pour les autres, une impression trop forte serait remplie de dangers.

La vue des adolescents doit être exercée dans les promenades, ils doivent essayer d'acquérir la vision distincte des objets les plus éloignés. Dans les pays où brille un soleil torride, on aura soin de se munir de chapeaux à larges bords et de lunettes fumées pour se garantir des rayons trop éclatants.

Dans nos pays, le grand danger vient, non du soleil, mais de la lumière artificielle : l'habitude de se livrer le soir à un travail minutieux, est la cause déterminante de nombre d'ophtalmies. Est-il besoin d'ajouter qu'il convient de faire sur les yeux de fréquentes lotions d'eau froide ? Dans le cas où les yeux seraient fatigués par un travail long, délicat, il serait préférable de se servir d'eau tiède.

Veille

La vie humaine se partage en deux périodes : l'une

d'activité, la veille, l'autre de repos, de réparation, le sommeil.

Pendant la veille, l'homme est en rapport avec le monde extérieur par les sens, par les mouvements ; ses fonctions sont surexcitées, ses organes travaillent énergiquement, ses membres s'agitent. Bientôt le besoin de repos se fait sentir avec plus ou moins d'intensité, suivant que le travail, la dépense de force, a été plus ou moins considérable. Si l'on résiste à cet avertissement salutaire, l'équilibre est rompu entre la réparation et la dépense : la gorge se dessèche et s'irrite, l'appétit diminue, la digestion languit, la peau devient le siége d'une chaleur fébriche, l'organisme s'affaisse. A l'influence funeste de la veille se joignent généralement les dangers de la lumière artificielle, de l'air confiné ; en outre, le sommeil n'est écarté qu'au prix de boissons excitantes, prises en quantité exagérée (café).

Une des plus terribles conséquences de cette existence sans sommeil est l'insomnie qui souvent en résulte; après l'insomnie volontaire, survient l'insomnie forcée, maladive. L'organe le plus particulièrement frappé par cette privation est le cerveau. Combien d'aliénés trouveraient dans les excès de veille le début de leur perturbation cérébrale !

Sommeil

Cette réparation, nécessaire à nos organes fatigués par la veille, c'est le sommeil qui la leur procure. Le besoin s'en fait sentir d'une façon manifeste : les muscles s'engourdissent, le corps se ploie, la tête tombe et cherche un appui, les jambes chancellent, le sens de l'ouïe s'obscurcit, les yeux se ferment.

Au début, le sommeil est profond, peu à peu. il devient plus paisible, à la fin, il est léger.

Le sommeil n'est pas, comme on l'a dit, l'image de la mort : les facultés de l'âme, de même que les fonctions du corps, ne sauraient être complétement suspendues; les fonctions respiratoire et circulatoire s'exercent; le cerveau lui-même conserve une certaine activité, désordonnée, il est vrai, qui se manifeste par les rêves.

Le sommeil est impérieux chez l'enfant au berceau : pour lui l'existence se partage entre le sommeil et le manger. Plus tard le besoin de dormir est moins absolu, moins tyrannique ; les vieillards dorment peu.

Les personnes nerveuses, faisant de fortes dépenses d'influx nerveux, ont un plus grand besoin de sommeil que les personnes sanguines.

Les professions, dans lesquelles on travaille des bras, des mains, nécessitent un long et tranquille sommeil. Les travaux de l'esprit amènent des besoins semblables; malheureusement l'excitation cérébrale provoque parfois l'insomnie,

Les gens qui, par profession, travaillent la nuit, sont exposés à des maladies graves, le sommeil du jour n'ayant pas les mêmes avantages que le sommeil de la nuit. Dans les climats chauds, un court sommeil au milieu de la journée, aide à supporter la trop grande chaleur.

Le sommeil a une influence favorable sur l'organisme tout entier : il modère l'activité cérébrale et, par suite, nous prépare des forces nouvelles ; en ralentissant les fonctions de la vie végétative, il allonge la durée de l'existence; trop long, cependant, il produit l'obésité, la paresse, l'hébétude. Il est difficile de régler la durée du sommeil ; les différentes constitutions présentent des besoins divers; de même, les exercices du corps, plus ou moins violents, entraînent la nécessité de réparations plus ou moins longues. L'enfant, la femme. ont besoin d'un sommeil plus prolongé ; l'homme adulte pourra se contenter de sept heures de sommeil ; le vieillard, perdant peu, devra dormir moins ; six heures lui suffiront. en général.

L'homme jeune goûtera le sommeil dans un lit ferme,

pas trop élastique; il ne se surchargera pas d'édredons: le lit trop moëlleux énerve et débilite celui qui s'y couche. Les traversins et les oreillers, d'un usage précieux pour prévenir les congestions à la tête, seront, de préférence, en crin.

Les vieillards, au contraire, adopteront une couche chaude et molle, à condition, toutefois, d'y avoir la tête fortement exhaussée.

Travaux intellectuels

L'activité humaine s'exerce par deux ordres de travaux : ceux de l'intelligence et ceux du corps. Ces deux ordres de travaux présentent leurs avantages et leurs inconvénients, au point de vue de la santé générale.

Les hommes qui se livrent aux travaux de l'esprit sont en but aux inconvénients de la vie sédentaire : le défaut de renouvellement de l'air, les veilles prolongées, les positions vicieuses, la rétention de l'urine, des matières fécales. La solitude habituelle des travailleurs produit la misanthropie.

Le cerveau, sans cesse sollicité, sans cesse excité par l'afflux sanguin, est prédisposé aux congestions, aux apoplexies. Les résultats statistiques n'ont pas donné des chiffres très-décisifs, au sujet des mortalités comparées des professions intellectuelles et des professions manuelles; les perturbations de l'esprit présentent un rapport beaucoup plus évident avec la vie d'étude. Parfois la contention excessive d'esprit d'hommes, qui n'ont aucune aptitude pour le genre de science qu'ils ont embrassé, a provoqué des névroses cérébrales, qu'un changement de carrière a subitement guéries.

Les professions intellectuelles offrent, du reste, chacune des dangers spéciaux. L'avocat expose ses poumons, son larynx, le médecin sa vie dans les épidémies... D'après Madden, la moyenne de la vie des hommes célèbres a été dans les différentes professions :

philosophes soixante-dix ans, jurisconsultes soixante-neuf ans, médecins soixante-huit ans....

L'hygiène devra recommander à ceux qui s'adonnent aux travaux de l'esprit, d'accorder au sommeil, aux repas et à la digestion, tout le temps nécessaire ; de consacrer chaque jour une ou deux heures à la marche, à la promenade, à un exercice musculaire quelconque.

La sobriété sera pour les travailleurs d'une importance capitale ; car, si un excès alimentaire peut être, à la rigueur, réparé par l'excitation due à de violents exercices, le repos du cabinet ne pourra contribuer à en prévenir les mauvais effets. L'air de leurs chambres sera souvent renouvelé ; ils travailleront sur un pupitre élevé, se levant, se promenant chaque fois que la réflexion sera seule en jeu.

Ces précautions seront surtout importantes pour le jeune homme, qui, au moment des études, est en plein développement. C'est lui que les positions vicieuses déformeront, voûteront avant l'âge ; l'étiolement, l'allanguissement, seraient pour lui le résultat de veilles prolongées. Aussi devra-t-on, dans toute éducation, réserver quotidiennement des temps marqués pour les récréations, les exercices physiques et les promenades scientifiques qui réunissent si admirablement l'exercice intellectuel et l'exercice du corps.

Travaux manuels

Les travaux de force se prêtent moins à une étude générale ; la différence des conditions hygiéniques pour chaque métier est si grande, qu'il est impossible de faire un tableau des avantages et des inconvénients qui incombent aux travaux manuels. Néanmoins, on peut dire que l'agriculteur, le forgeron, le menuisier, etc...., travaillant à l'air libre, déployant leurs membres dans des mouvements continuels, présentent une énergie plus grande des diverses fonctions : chez eux, l'appétit est vif, l'estomac bon, l'appareil musculaire développé. Tout se passe donc bien quand le genre de profession ne les expose pas à des dangers spéciaux.

Le passage rapide du froid au chaud, et réciproquement, est pour les boulangers, les verriers, les fondeurs, une source permanente de dangers, que des vêtements chauds, en laine, et la résistance au désir continuel de boire, atténueront.

Les professions qui obligent à subir l'action constante de l'humidité (bateliers, égoutiers, blanchisseuses.....), donnent de nombreux cas de maladies rhumatismales.

Dans certaines professions l'homme inspire des matières toxiques :

Les ouvriers qui préparent le blanc de céruse, les étameurs de glace, les broyeurs de couleurs, sont souvent victimes d'empoisonnements ; les ouvriers employés aux fabriques d'allumettes sont en butte à des caries osseuses, frappant surtout les os maxillaires.

Enfin les professions qui déterminent un surcroît de fatigue (portefaix), produisent un affaissement général de la constitution, et prédisposent aux maladies d'épuisement : phthisie pulmonaire.

Les enfants devront être l'objet d'une sollicitude particulière : la loi, en réglant la durée de leur travail de jour, en interdisant pour eux le travail de nuit, a obéi aux exigences de l'hygiène.

Si le choix d'une profession était sagement délibéré, en tenant compte de la conformation physique, des aptitudes intellectuelles, des qualités morales du sujet; s'il n'était pas, la plupart du temps, le résultat d'une convenance des parents, le besoin de recueillir une charge. on aurait à coup sûr moins de victimes à regretter. Si, à cette importante condition de l'aptitude professionnelle, on joignait l'exacte observation des lois hygiéniques sur lesquelles nous avons insisté dans ce résumé : la ventilation énergique des ateliers, la neutralisation par les agents chimiques des gaz méphitiques, un régime sobre, la privation de tout excès, l'application de la mécanique aux travaux les plus rudes et les plus répugnants, on s'apercevrait bientôt que les professions ne sont pas la source d'autant de dangers, qu'on pourrait le croire au premier abord. La diffusion de l'instruction, en permettant à certains campagnards, malingres, chétifs, aux ouvriers mal conformés, de choisir une carrière intellectuelle, fera profiter la nation de trésors que le défaut de culture laisse ignorer.

Profession militaire

La profession militaire, honorable entre toutes, mérite ici une mention particulière.

Maintenant que la nation entière est appelée à faire partie de l'armée, à l'honneur de défendre le pays, s'occuper de l'hygiène militaire c'est s'occuper de l'hygiène de tous. Le court chapitre qu'il nous est permis de lui consacrer n'est qu'un aperçu des conditions dans lesquelles le soldat est appelé à vivre.

Le conscrit, reconnu propre au service militaire, quitte la maison paternelle et rejoint le corps auquel il appartient désormais. Ses habitudes sont brusquement changées, ses affections interrompues ; d'un climat doux, tel que celui du midi de la France, il passe dans un pays froid, dans le nord ; arrivé au régiment, parfois il est rudoyé, plaisanté ; l'exercice le fatigue, le courbature ; dans la cavalerie, l'équitation le blesse et le brise. Pour subvenir à ses pertes, à ses fatigues, on lui donne un kilogramme de pain par jour et trois cents grammes de viande, des légumes suivant les ressources, quelques grammes de sel, jamais de vin, si ce n'est dans des cas exceptionnels ; en été, un peu d'eau-de-vie pour mêler à l'eau qu'il boit et quelques bains de rivière, dans certaines garnisons ; le sommeil, il le goûte dans un lit suffisamment bon, mais dans une chambre mal ventilée, où l'air est altéré par les exhalaisons de corps malpropres. Quels sont les résultats produits par cet ensemble de causes ? La comparaison entre ces deux tableaux, empruntés au docteur Balfour, les résume :

Mortalité sur 1000 personnes

De 20 à 25 ans, civils	8,4	De 30 à 35 ans, civils	10,2
» militaires	17.0	» militaires	18,4
De 25 à 30 ans, civils	9.2	De 35 à 40 ans, civils	11.6
» militaires	18,3	» militaires	19,3

(ANGLETERRE)

En France, l'armée subit un déchet annuel plus élevé que la partie de la population civile qui lui est assimilable. c'est-à-dire celle qui comprend les jeunes gens de 20 à 30 ans.

A quoi attribuer cet excès de mortalité, d'autant plus étonnant, qu'il frappe une catégorie d'hommes jeunes, choisis avec soin parmi les gens de leur âge ?

L'ébranlement organique, la secousse profonde imprimée physiquement et moralement au conscrit quittant sa famille, ses affections, ses travaux, forcé de se façonner tout d'un coup à un genre de vie essentiellement différent de son existence antérieure, plié sous une discipline rigoureuse, obligé d'accepter l'intimité de gens souvent dissemblables à lui, l'influence fâcheuse d'un brusque changement de climat, sont autant de conditions qui contribuent à exposer le soldat aux atteintes des maladies régnantes et à en aggraver pour lui les dangers. Mais les principales causes de la mortalité spéciale de l'armée, la fièvre typhoïde et la phthisie pulmonaire, reconnaissent une autre origine. Elles proviennent :

1° Du manque d'équilibre entre la dépense, l'usure

organique provoquée par les exercices journaliers, les manœuvres, les corvées, et la réparation alimentaire.

2° Du défaut d'aération dans les chambrées où couchent les soldats.

Ces deux causes agissent surtout pendant les premières années du service, alors que le soldat n'est pas encore acclimaté ; plus tard son organisme s'est habitué à la vie militaire et la mortalité diminue.

La mortalité des sous-officiers, celle des officiers, fournissent des arguments à l'appui de la thèse que nous soutenons : ces militaires, en effet, qui ont une nourriture plus abondante, qui, en outre, vivent isolément, c'est-à-dire en dehors de l'encombrement des chambrées, présentent les mêmes maladies et subissent les mêmes pertes que les civils qui leur sont comparables.

L'hygiène militaire réclame donc énergiquement une double amélioration :

1° Augmenter la nourriture du soldat, en portant sa ration de viande à 400 grammes par jour, en y ajoutant une petite quantité de café et de sucre (16 grammes de café et 21 grammes de sucre). destinée à faire une soupe prise le matin au réveil et une ration de vin ou de bière à boire aux repas.

2° Améliorer la disposition intérieure des casernes, par l'établissement, dans chacune d'elles, d'un bon système de ventilation ; par la création d'une salle de bains où les hommes pourraient prendre un bain par mois en hiver, des affusions et des douches froides en été, et enfin par l'aménagement de salles spéciales pour les repas.

Si, à ces améliorations fondamentales, on joignait l'achat des viandes sur pied et l'abattage au compte des régiments, la défense sévère aux chefs des compagnies de faire des économies sur les fonds de l'ordinaire, la culture intellectuelle des jeunes soldats telle qu'on la pratique dans certains régiments, notamment dans celui où nous exerçons (14me régiment de dragons), l'armée loin d'éprouver des pertes annuelles supérieures à celles que subit la population civile, deviendrait promptement une florissante pépinière, d'où la nation sortirait régénérée au physique comme au moral.

VIᵉ LEÇON

:xercice et Repos. — Gymnastique. — Exercices spéciaux : natation, équitation, escrime, danse.

Exercice. — Par exercice, on entend une série de nouvements produits par les contractions de nos mus-:les.

Le centre nerveux, sollicité par nos sensations, par ıos besoins, répond à cette incitation par un envoi 'influx nerveux, sous l'influence duquel, le muscle se ·ontracte et exécute le mouvement demandé.

Pendant la contraction, les fibres musculaires se rac-ourcissent et s'épaississent, comprimant, par là même, ɜs vaisseaux capillaires placés entre elles ; pendant le epos, au contraire, elles s'allongent et s'amincissent, ıissant ainsi les vaisseaux se gonfler, se dilater. De ette alternative de contraction et de relâchement, il ésulte nécessairement une accélération de la circula-ion sanguine dans les canaux vasculaires.

Les tissus reçoivent ainsi des matériaux nutritifs lus abondants ; d'autre part, la respiration devient plus :équente et la combustion du carbone du sang plus ctive.

Par cette suractivité imprimée à diverses fonctions, exercice détermine une perte, une usure, composées e l'excédant de matériaux consommés par les différents issus, brûlés par la respiration, exhalés par les sécré-:ons ; si l'alimentation reçoit un accroissement propor-'onnel, la seule modification apportée à l'organisme, est une accélération des phénomènes d'assimilition et de nutrition intime. L'exercice est donc, dans ces conditions, un des meilleurs moyens, que nous possédions, de renouveler les matériaux de notre corps.

Il exerce, en outre, une action remarquable sur les muscles eux-mêmes : l'exercice fréquent, répété, les accroît, les développe et augmente leur puissance. Par l'énergie fonctionnelle qu'il provoque, par les pertes qui en sont la conséquence, il fait naître le besoin de réparation, l'appétit ; il active aussi la digestion et facilite l'expulsion des résidus digestifs.

L'exercice modéré, régulier, sans efforts considérables, est bienfaisant et salutaire à l'organisme, dont il favorise les fonctions ; l'exercice immodéré, c'est-à-dire la succession d'efforts pénibles, est, au contraire, de nature à rompre l'harmonie physiologique : accidentel, cet excès cause la courbature, les douleurs musculaires, une fatigue profonde ; habituel, il amène l'amaigrissement, la maladie ; chez les personnes prédisposées, il fait éclater la phthisie et, dans certaines conditions, il concourt au développement de la fièvre typhoïde. Il entre pour une immense part dans l'excès de mortalité fourni par les classes indigentes.

L'effort a ses dangers spéciaux : la hernie (1), l'emphysème pulmonaire (2), les congestions cérébrales.

Repos. — Le repos consiste dans le relâchement des muscles : on le goûte plus particulièrement assis ou couché. Il permet au centre cérébral de réparer la dépense d'influx nerveux qu'il a faite pour provoquer

---

(1) On appelle hernie, la tumeur formée par la sortie d'une portion de viscère hors de l'abdomen; la tumeur se fait jour à travers une ouverture naturelle (canal inguinal, canal crural), et n'est plus recouverte que par les téguments.

(2) Pendant un effort violent, il arrive que les vésicules pulmonaires se déchirent et laissent ainsi l'air qu'elles contiennent, pénétrer dans le tissu cellulaire qui unit les lobules du poumon.

les mouvements, aux muscles de reconstituer leur contractilité épuisée, à la respiration de reprendre un rhythme plus modéré.

La nécessité du repos se fait connaître par une sensation spéciale, la fatigue, avertissement salutaire qu'il faut se garder de négliger. L'insuffisance du repos produit la courbature d'abord, puis le dépérissement et l'anémie.

Le repos habituel, c'est-à-dire l'insuffisance d'exercices, détermine une modification organique remarquable : la nutrition se ralentit, les sécrétions diminuent, la chaleur est moins élevée. Si l'appétit persiste, ou s'il est excité à l'aide d'aliments épicés, la réparation est disproportionnée à l'usure et l'excès de matériaux assimilés favorise l'éclosion de maladies spéciales : goutte, gravelle.

La population française offre un exemple frappant de la différence du développement physique qui résulte, d'une part, de l'exercice et d'autre part, de l'inertie musculaire.

Une des classes de notre société, comprenant les rentiers, les boutiquiers, les gens, en un mot, à professions sédentaires, présente en majorité les tempéraments nerveux ou lymphatiques ; dans une autre classe, composée par les habitants des campagnes, plus ou moins adonnés aux travaux de force, ce sont au contraire les tempéraments sanguins qui dominent. Il est nécessaire d'ajouter que cette différence n'est pas basée uniquement sur le genre de travail ; l'aération, l'exposition à la lumière, contribuent puissamment à la produire.

Gymnastique

La gymnastique règle les attitudes, les mouvements, les exercices, qu'il importe de faire, pour favoriser le développement et le perfectionnement de notre corps. Elle a sa place marquée dans l'éducation des jeunes gens, dont elle augmente la force physique, pendant que d'autres études accomplissent leur culture intellectuelle.

La gymnastique, pour être salutaire, doit exercer tous les muscles du corps. Le règlement, accepté par le ministère de l'instruction publique, en 1854, coordonne d'une excellente façon les divers exercices.

Nous nous bornerons ici à tracer quelques règles générales.

Les exercices doivent successivement mettre en jeu :

1° Les membres supérieurs : positions. mouvements des bras seuls ; des bras armés d'haltères ; exercices des bras supportant, soulevant le corps au trapèze, aux échelles, aux perches, à la corde à nœuds....

2° Les membres inférieurs : positions des pieds, marche, course, saut, danse....

3° L'ensemble du corps par l'exercice militaire, la natation, l'équitation, l'escrime.

Exercice militaire

L'exercice militaire (maniement du fusil, école du soldat) est actuellement obligatoire dans les lycées, les colléges et les écoles de France. Nul exercice ne trouve les jeunes gens plus ardents, mieux disposés : il est étonnant de voir, avec quelle rapidité, ils acquièrent la précision, l'habileté de vieux soldats. Exercés au maniement du fusil, au tir, sous les yeux de moniteurs vigilants, ils se familiarisent avec les armes à feu, et contractent ainsi une connaissance suffisante de ces armes, pour en faire usage utilement contre l'ennemi, et sans dangers, sans inconvénients, pour leurs plaisirs. Leur force, leur souplesse, s'accroissent par les mouvements rhythmés, cadencés du soldat, par le maniement d'une arme lourde.

L'obéissance immédiate, rigoureuse, que réclame la discipline militaire, est elle-même, pour eux, un précieux enseignement.

Natation

La natation exerce tous les muscles du corps : la cavité thoracique se dilate, la tête se relève énergiquement, les bras fendent l'eau, les jambes la repoussent. L'exhalation cutanée, puissante cause de déperdition dans l'air , est ici presque supprimée : c'est donc le seul exercice qui fortifie l'organisme, pour ainsi dire, sans frais.

Pratiquée pendant l'été, elle a, en outre, l'avantage de débarrasser la peau des excrétions si abondantes en cette saison.

Equitation

L'équitation est le complément de l'éducation physique du jeune homme, elle achèvera son développement organique.

Elle peut être considérée comme un des plus puissants moyens, que l'on possède, de modifier un tempérament nerveux, de tonifier un lymphatique : elle agrandit le thorax par les inspirations profondes qu'elle nécessite; en éveillant l'appétit, elle rend l'alimentation plus abondante ; par la succussion des organes abdominaux, elle sollicite la sécrétion de la bile, du suc pancréatique et favorise ainsi la digestion.

La constitution robuste des officiers de cavalerie, leur puissante musculature, prouvent l'heureuse influence de cet exercice.

Ajouterons-nous que l'équitation présente des plaisirs spéciaux : la lutte avec la monture, la fierté qu'on éprouve à dominer l'espace de plus haut et avec une plus grande vitesse de locomotion (M. Lévy). Tel, pour qui une promenade à pied serait insipide et ennuyeuse, recherchera volontiers une promenade à cheval.

Escrime

L'escrime met en jeu les muscles des bras, des cuisses et une partie de ceux du tronc et dela tête : dans l'attaque, le corps se projette brusquement en avant, soutenu seulement par les membres inférieurs ; dans la défense, les membres thoraciques seuls sont en mouvement. De tous les exercices du corps, c'est celui qui nécessite le plus de vigueur, le plus d'adresse, le plus de précision : l'œil doit deviner le coup, à peine commencé par l'adversaire, et la main obéir assez promptement à l'injonction de la volonté, pour opposer la parade appropriée. Les bras, les cuisses, se fortifient surtout par cet exercice : la poitrine se dilate, les épaules s'effacent. La vigueur, la force, l'adresse, le courage, sont augmentés par l'escrime, en même temps que la grâce et la souplesse.

On lui reproche de produire un excès de nutrition dans un bras et une jambe; on y remédie en tirant alternativement des deux mains.

Danse

La danse moderne est une sorte de marche cadencée; la valse a un mouvement plus rapide, et, par suite, produit une circulation plus active, souvent une transpiration abondante. Le mouvement de rotation, dont elle se compose, la rend insupportable à beaucoup de personnes.

La danse, utile et hygiénique, lorsqu'on l'étudie à loisir, pendant le jour, et dans de vastes locaux, devient, au contraire, fatiguante et malsaine au milieu de l'encombrement des bals.

Mouvements communiqués

Le transport en voiture est un exercice peu actif : il se borne à quelques contractions musculaires, destinées à éviter les secousses trop brusques. Du reste, le mode de suspension des véhicules, la nature du terrain, la vitesse , rendent ces secousses plus ou moins fortes et par suite l'exercice plus ou moins réel.

La promenade dans une voiture, spacieuse, aérée, bien suspendue, est un exercice utile et agréable.

Le voyage en chemin de fer produit encore moins de secousses, et conséquemment moins de contractions volontaires. Il imprime au corps des oscillations transversales qui déterminent, chez certaines personnes, des nausées, des vomissements.

La navigation, quand elle s'opère dans une barque, dans un petit canot, s'accompagne généralement de l'action de ramer, et développe bien les membres supérieurs.

Dans les grands navires, elle ne nécessite aucun mouvement volontaire, et ne constitue pas un exercice. Elle cause le plus souvent un effet spécial : le mal de mer.

Le mal de mer est surtout ressenti par les personnes qui naviguent pour la première fois.

Il débute par le vertige et se continue par les nausées, les vomissements. L'homme, qui en est atteint, éprouve une sensation analogue à celle que l'on ressent à terre, lorsqu'on se balance sur une escarpolette : dans ce mouvement, le moment pénible est celui où, arrivé au sommet de la course en arrière, on descend en fendant l'air, la figure en avant ; le retour ne cause aucune sensation. De même, le mal de mer se compose d'une sensation d'anxiété précordiale très-vive , quand le navire plonge ; quand il remonte, on a un instant de répit. Nous avons trouvé fortuitement et pour nous même, un moyen d'adoucir, de faire disparaître la sensation désagréable du mal de mer. Voici comment nous agissions : à la première atteinte du mal, nous descendions dans notre cabine et nous nous y couchions ; une fois dans la position horizontale, nous avions soin d'inspirer l'air lentement, profondément, pendant la descente du navire, c'est-à-dire pendant le moment pénible, et de rendre l'air pendant que le navire remontait ; les mouvements du bateau sont assez courts pour qu'il soit facile de faire coïncider l'inspiration avec sa descente, l'expiration avec son élévation. Par ce procédé, nous annulions complètement toute sensation pénible. Inutile d'ajouter qu'au bout de quelque temps, le sommeil nous gagnait, ou bien nous nous étions familiarisés avec le mouvement du vaisseau.

De l'Entraînement

Les exercices journaliers, progressivement gradués, joints à l'habitation sur une montagne, à un régime purement animal et à l'usage d'affusions froides, constituent un mode spécial d'existence, capable de restaurer un organisme affaibli et de lui faire acquérir toute la somme de vigueur et de force dont il est susceptible : tel est l'entraînement.

Cette méthode, née en Angleterre, fut d'abord appliquée à un but absolument anti-hygiéniqne, elle servait à faire des jockeys : les sueurs abondantes, les exercices les plus rudes, les purgatifs fréquents, l'alimentation insuffisante, produisaient un arrêt de développement chez les jeunes gens soumis à cette torture ; ils restaient petits, légers, tout en gardant une certaine vigueur, et formaient ainsi des jockeys parfaits.

Si on emprunte à cette méthode une partie de ses moyens, les exercices violents, variés, et qu'on y ajoute une alimentation abondante, exclusivement animale, la situation au milieu de l'air pur et vif des montagnes, on obtient en un temps variable, un, deux ou trois mois, les effets les plus surprenants : des hommes affaiblis par les excès, la débauche, l'habitude de faire de la nuit le jour, des hommes sans vigueur et sans force, qu'un enfant renverserait, deviennent promptement robustes, vigoureux. habiles aux exercices du corps, capables d'efforts violents et prolongés.

Nous allons exposer le programme de l'existence de l'homme qui veut s'entraîner :

Lever à cinq heures en été, à sept heures en hiver ; aussitôt après affusion d'eau froide sur tout le corps, suivie d'une friction avec un linge sec, et de trois heures d'exercices violents : équitation, course, gymnastique, escrime. A huit heures, déjeuner avec bœuf ou mouton, à peine cuit, saignant, et pain rassis, un verre d'eau rougie, jamais de liqueurs ; après le déjeuner, une heure de promenade au pas et reprise d'exercices de force : jeu de paume, boxe, bâton...... A deux heures, dîner composé de côtelettes, de bœuf rôti, de cuisses de volaille et de pain rassis, additionnés d'un peu d'eau rougie ou de bière ; ce repas doit être suivi d'une heure de promenade à pied et au bout de ce délai, destiné à donner à la digestion le temps de s'accomplir, on s'exerce de nouveau à l'équitation, à la course, etc...., en ayant soin de toujours pousser ces exercices jusqu'à la transpiration.

On remédie à l'excès de sueur, par le changement de linge et les frictions répétées avec une étoffe rude. Vers huit heures du soir, on fait un dernier repas composé de viande et de biscuit ; de huit à neuf, promenade à pied et au pas ; à dix heures, coucher sur un lit dur à matelas de crin.

Tel est l'ensemble des conditions dans lesquelles s'opère ce renouvellement physique, qu'on appelle entraînement.

Combien de jeunes gens, affaiblis par une longue année de travail, surtout vers la fin de leurs études, pourront avec fruit, employer cette méthode pendant les deux ou trois mois de vacances qui leur sont accordés. Ils se prépareraient ainsi à entrer dans la carrière de leur choix, dans la plénitude de leur santé, doués d'une vigueur et d'une force, qui seraient pour eux de précieux avantages, même au point de vue de l'exercice de leur intelligence. Qui ne sait, qui n'a éprouvé par lui-même, que la santé, le bien-être physique, donne à l'esprit plus de tranquillité, de liberté et de puissance ?

APPENDICE

Premiers secours a donner aux empoisonnés, aux asphyxiés, aux personnes gelées. — Dans les cas d'empoisonnements, d'asphyxies par submersion, par strangulation ou par l'inspiration de gaz toxiques, etc... il va de soi que la première précaution consiste à faire prévenir un médecin. Il peut arriver à la campagne, à la ville même, que le médecin soit absent, sa demeure éloignée, il est donc urgent de pouvoir se passer de lui pour les premiers secours. C'est pour mettre nos lecteurs à même de remplir ce but que nous ajoutons cette instruction.

Empoisonnement. — Dans un cas d'empoisonnement, par quelque agent que ce soit, la seule indication que puissent remplir les personnes étrangères à la médecine est de provoquer le vomissement. L'eau chaude, donnée en grande quantité, la titillation de la luette avec une barbe de plume, avec le doigt, l'administration d'une dose d'émétique, pourront être employées à cette intention.

Si l'empoisonnement était causé par le verre pilé, par l'émail, par des pointes de fer, on devrait gorger le malade de panade, de bouillies épaisses, avant de déterminer le vomissement.

Morsures d'animaux enragés, de serpents venimeux.— On agrandit la plaie en pratiquant une incision cruciale, à l'aide d'un canif ; on la lave à l'eau tiède, puis on y met une ventouse, c'est-à-dire un verre quelconque, dans lequel on place un morceau de papier allumé, et qu'on retourne en l'appliquant hermétiquement sur l'endroit mordu, de façon à faire saigner le plus abondamment possible ; on cautérise ensuite profondément, soit avec un fer chauffé au rouge blanc, soit avec de l'ammoniaque ou de l'acide sulfurique concentré.

On administre à l'intérieur un verre d'eau tiède contenant dix gouttes d'ammoniaque.

Si la morsure est ancienne, on ouvre la cicatrice et on cautérise énergiquement.

PIQÛRES D'ABEILLES, DE GUÊPES, DE BOURDONS, DE MOUCHES, ETC... — Si c'est une simple piqûre, on frotte la place avec un peu d'ammoniaque mêlée à de l'eau de cologne.

S'il existe dans le voisinage quelque animal mort du charbon, que l'insecte ait pu sucer, il faut cautériser au fer rouge.

ASPHYXIE PAR SUBMERSION (NOYÉS). — Aussitôt qu'un noyé est retiré de l'eau, il importe de le débarrasser de ses vêtements, en les coupant ; on le couche ensuite sur le côté droit. On retire avec le doigt les mucosités contenues dans sa bouche et on penche un peu sa tête pour faciliter l'écoulement des liquides absorbés, puis on le frictionne avec une flanelle chaude, on promène sur ses membres des briques ou des fers à repasser fortement chauffés et on lui fait sentir du vinaigre ou de l'alcali.

On exerce en même temps des compressions alternatives sur l'abdomen et la poitrine pour tâcher de faire renaître les mouvements respiratoires ; si l'on y parvient pas par ce moyen, il ne reste plus qu'à pratiquer l'insufflation bouche à bouche.

Il ne faudra pas se décourager trop tôt dans l'administration de ces secours : certains noyés ne sont revenus à eux qu'au bout de plusieurs heures. De même on a pu rappeler des personnes à la vie, après un quart d'heure, une demi-heure, plusieurs heures de submersion.

ASPHYXIE PAR STRANGULATION (PENDUS). — On coupera

la corde aussitôt que l'on apercevra le pendu ; si l'on n'a aucun instrument tranchant, on lèvera le corps de façon à relâcher le nœud qui serre le cou ; ensuite on essayera de rétablir la respiration par les moyens indiqués plus haut (noyés).

ASPHYXIE PAR L'ACIDE CARBONIQUE OU L'OXYDE DE CARBONE. — Il faut ouvrir portes et fenêtres dans l'appartement, placer le malade sur un lit. la tête fortement élevée par des coussins, lui projetter de l'eau vinaigrée au visage et le frictionner avec une flanelle imbibée d'eau-de-vie ou d'eau de cologne. On passe un flacon d'alcali ou de vinaigre ou une allumette qu'on embrase, sous son nez, puis on lui administre un lavement à l'eau vinaigrée (une cuillerée de vinaigre) ou salée (une poignée de sel) ; et l'on s'efforce de ranimer sa respiration.

ASPHYXIE PAR LE GAZ DES FOSSES D'AISANCES. — On expose le malade au grand air, on lui place sous les narines un linge imbibé de chlore, on lui asperge la figure avec de l'eau froide et vinaigrée et on lui couvre les extrémités de sinapismes (moutarde).

ASPHYXIE PAR LA CHUTE DE LA FOUDRE. — Les personnes atteintes par la foudre, lorsqu'elles ne sont pas tuées sur le coup par la commotion puissante qu'elles reçoivent, meurent asphyxiées. Les muscles se contractent violemment et les mouvements respiratoires cessent de s'exécuter. Il faut, dans ces circonstances, employer les divers moyens que nous avons signalés pour faire renaître la respiration : instillations d'eau froide vinaigrée au visage, gaz irritant sous les narines, frictions énergiques sur la peau, respiration artificielle en soulevant et en abaissant les côtes, insufflation bouche à bouche. Parfois on s'est bien trouvé d'enterrer les personnes frappées de la foudre, en ne leur laissant que la tête à l'air.

SECOURS A DONNER AUX PERSONNES GELÉES. — Il est nécessaire de se rappeler qu'un retour brusque, subit, à la température normale, serait certainement funeste, mortel même ; il suffira, dans ces cas, de ramener peu à peu le corps de la personne gelée à un degré convenable. On y parviendra en employant d'abord des frictions énergiques, faites avec la neige sur les parties du corps qui ont été les plus fortement atteintes ; au bout d'un certain temps, ces frictions seront remplacées par un bain froid à 0°, successivement échauffé, à de longs intervalles, par l'addition d'eau tiède ; en quelques heures, on arrive ainsi à rétablir la température normale ; des boissons chaudes, stimulantes, achèvent la guérison, en produisant une sudation abondante.

FIN

TABLE DES MATIÈRES

1re LEÇON

2me LEÇON

3me LEÇON

4me LEÇON

5me LEÇON

6me LEÇON

APPENDICE

VALENCIENNES. — IMPRIMERIE G. GIARD ET A. SEULIN.

VALENCIENNES, — IMPRIMERIE G. GIARD ET A. SEULIN.

www.ingramcontent.com/pod-product-compliance
Ingram Content Group UK Ltd.
Pitfield, Milton Keynes, MK11 3LW, UK
UKHW021101200726
13857UKWH00003B/1056

9 782012 476981